药物和医疗器械临床试验 300 问及案例分析　第2版

主　编　赵　戬　许重远
副主编　曹　玉　李劲彤　王　欣
主　审　赵　俊　赵　杰
编　者（按姓氏笔画排序）
　　　　王　欣　王超群　古安城　刘　飞
　　　　许重远　李劲彤　时　萍　吴　伟
　　　　陈晓云　郑庆偲　赵　戬　柳艳平
　　　　曹　玉　宿爱山　蒋　鑫　谢菁菁

人民卫生出版社
·北京·

版权所有，侵权必究！

图书在版编目（CIP）数据

药物和医疗器械临床试验300问及案例分析 / 赵戬，许重远主编. —2版. —北京：人民卫生出版社，2021.10（2024.3重印）
ISBN 978-7-117-32147-1

Ⅰ.①药… Ⅱ.①赵… ②许… Ⅲ.①临床药学 - 药效试验 - 问题解答 ②医疗器械 - 临床应用 - 试验 - 问题解答 Ⅳ.①R969.4-44 ②R197.39-44

中国版本图书馆 CIP 数据核字（2021）第 197427 号

人卫智网	www.ipmph.com	医学教育、学术、考试、健康、购书智慧智能综合服务平台
人卫官网	www.pmph.com	人卫官方资讯发布平台

药物和医疗器械临床试验 300 问及案例分析
Yaowu he Yiliao Qixie Linchuang Shiyan
300 Wen ji Anli Fenxi
第 2 版

主　　编：赵　戬　许重远
出版发行：人民卫生出版社（中继线 010-59780011）
地　　址：北京市朝阳区潘家园南里 19 号
邮　　编：100021
E - mail：pmph@pmph.com
购书热线：010-59787592　010-59787584　010-65264830
印　　刷：北京铭成印刷有限公司
经　　销：新华书店
开　　本：710×1000　1/16　印张：15
字　　数：277 千字
版　　次：2017 年 6 月第 1 版　2021 年 10 月第 2 版
印　　次：2024 年 3 月第 5 次印刷
标准书号：ISBN 978-7-117-32147-1
定　　价：69.00 元

打击盗版举报电话：010-59787491　E-mail：WQ@pmph.com
质量问题联系电话：010-59787234　E-mail：zhiliang@pmph.com

序言

2020年7月1日，新版《药物临床试验质量管理规范》（GCP）正式实施，距离我作为首版GCP起草五人小组组员之一的1995年已整整过去25年！这在历史的长河中只是瞬间，但对我们这些终生致力于药品管理及开发的人员来说，却是经历了从未开垦的处女地到法规、职能健全硕果累累的过程。这是赵戬博士第五次更新她在GCP领域的新作，我们因同为国家药品监督管理局培训中心GCP宣传并贯彻实行的讲师而熟悉。我非常欣赏赵博士的敬业和爱国精神，她不但热衷于写书普及GCP知识，她还是一位临床试验领域的拓荒者。她跟我回忆起20世纪90年代末期，她所在的公司在我国开展第一项国际多中心临床试验的经历：当时我国尚无临床监查员（CRA）这个职业，后来得知她所在的公司总部最终为她招募到一位来自我国台湾省的监查员，再后来才逐渐出现了我国第一代CRA。那时项目启动找不到独立的伦理委员会审批，患者也不理解看病为什么还要签字画押（知情同意）。今天的临床研究不但申办者、研究者清楚自己的职责，更有合同研究组织（CRO）、临床试验现场管理组织（SMO）来保证临床试验的资源配置；机构负责临床试验的管理，第三方及国家核查来保证临床试验的质量。本次书稿更新，赵博士特意邀请许重远主任组建一批在医院一线工作的临床研究管理者参与，从不同的角度完善实际操作领域的常见情形与问题。

初识许重远主任还是在1997年，当时我带队去第一军医大学南方医院药物临床试验机构资格认定现场检查。那时小许还是不到三十岁的后生，用现在的话说是"后浪"。应该说，他是一位非常幸运的年轻人，赶上国家最近二十多年的全面高速发展机遇，当时他也许并未意识到通过药物临床试验机构这个平台搭上了我国新药研发的这趟高铁，使他得以快速成长。与他再次见面是在中国药学会理事会上，当年的小许已经接任药物临床评价研究专业委员会的主任委员，成长为临床试验领域的中坚力量，可喜可贺！

  这次本书的更新不但增补2020版GCP的新要求以及Ⅰ期和实用案例，更增加相关法规、国际准则作为附录，目的是允许行业资深人士温故知新，更是为了让行业新人可以一书在手得窥全貌。相信我国的创新药物与器械研发在国家鼓励以及创新改革临床试验管理的大背景下，在这些行业带头人的推动下会从跟随迅速走向引领世界！

原GCP五人小组成员

桑国卫

2021年8月22日

目录

药物篇 ··· 1

1. 什么是药物临床试验？ ································· 1
2. 临床试验的意义是什么？ ····························· 1
3. 临床试验应当遵循哪些基本原则？ ············· 2
4. 什么是GCP？GCP的宗旨是什么？ ············· 2
5. GCP是如何产生和发展的？ ························· 2
6. 什么是ICH？目的是什么？ ························· 3
7. ICH GCP是如何定义及实施的？ ················· 4
8. ICH GCP最新进展有哪些？ ························· 4
9. 中国GCP经历了哪些发展历程？ ················· 5
10. 中国现行GCP包括哪些内容？ ····················· 6
11. 实施GCP的益处及实施难点有哪些？ ········· 6
12. 哪些人应该了解GCP？ ································· 6
13. 什么是《纽伦堡法典》和《赫尔辛基宣言》？ ··· 7
14. 什么是伦理委员会？什么是机构审查委员会？ ··· 7
15. 伦理委员会是如何组成及运作的？ ············· 7
16. 伦理委员会职责是什么？ ····························· 8
17. 需要呈送伦理委员会的文件有哪些？ ········· 9
18. 如何获得伦理委员会的同意/批准？ ············ 9
19. 伦理委员会的审查意见分为哪几种？ ········· 10
20. 伦理委员会是否可以获取报酬？ ················· 10

21	ICH GCP 和中国 GCP 中对伦理委员会书面记录分别要求保存多长时间?	10
22	合格的研究者应具备哪些条件?	11
23	谁是主要研究者?	12
24	谁是助理研究者?	13
25	主要研究者是否可以授权非本中心执业的医师(如外院进修医师)作为研究医师参加本中心开展的临床试验?	13
26	研究团队的人员、主要研究者的学生是否可以作为受试者参与本项临床试验?	14
27	一份合格的研究者简历应包括哪些内容?	14
28	研究者从何处可以获得、了解试验用药品的信息?	15
29	为什么研究者要确保可用于临床试验的时间?	15
30	一个优秀的临床试验研究团队应具备的条件有哪些?	16
31	如何判断一个临床试验中心是否适合开展临床试验?	16
32	谁是申办者?	17
33	申办者的职责有哪些?	17
34	申办者是否要为试验购买保险并在发生试验用药品相关的损害时给予赔偿?	18
35	谁是受试者?	19
36	什么是受试者知情同意?获取知情同意应注意哪些方面?	19
37	研究者实施知情同意应遵循什么原则?	20
38	是否允许先做常规检查再获得知情同意?	22
39	研究者预约多名受试者一起谈知情,请问这种做法是否合适?	22
40	什么是研究人员授权/签名表?	23
41	试验组以外的人员是否可以参加本应由该试验组实施的临床试验?	23
42	谁是临床监查员?	23
43	临床监查员的职责是什么?	24
44	什么是临床试验方案?	25
45	为什么必须严格遵守临床试验方案?	25
46	临床试验方案可以更改吗?如何更改?	26
47	什么是方案偏离/违背?	26

48	方案偏离/违背的分类有哪些？	27
49	哪些人能接触临床试验方案？应保存在何处？	28
50	如何处理旧版临床试验方案？	28
51	什么是研究者手册？研究者手册包括哪些内容？	28
52	什么是药物临床试验必备文件？	29
53	临床试验准备阶段必备文件包括哪些？	29
54	临床试验进行阶段必备文件包括哪些？	30
55	临床试验结束或终止后必备文件包括哪些？	32
56	什么是病例报告表？	32
57	如何填写和更正病例报告表？	32
58	什么是受试者入选/筛选表？	33
59	如何入组受试者？	33
60	为什么有时会出现受试者入选困难？	34
61	如果不能找到合格受试者应该怎么办？	35
62	受试者是否可自愿退出试验？	35
63	什么是受试者的依从性？	36
64	如何提高受试者依从性？	36
65	评价受试者依从性的方法有哪些？	37
66	研究者和临床试验机构如何管理试验用药品？有哪些需要注意的地方？	38
67	在临床试验中使用伴随药物或其他治疗时要注意些什么？	38
68	研究者是否可终止某一受试者参加试验？	39
69	谁可以终止临床试验？	39
70	在临床试验中如何保护受试者隐私？	40
71	在临床试验中如何保护受试者？	40
72	什么是标准操作规程（SOP）？	41
73	什么是源文件？	41
74	什么是原始数据核对？	41
75	试验文件应如何保存？	42
76	试验必备文件应保存多长时间？	43
77	什么是不良事件？什么是不良反应？	43

78	什么是严重不良事件?	43
79	什么是可疑且非预期严重不良反应?如何上报?	44
80	化学药品的注册分类有哪些?	45
81	什么是生物制品?生物制品的分类有哪些?	45
82	治疗用生物制品的注册分类有哪些?	46
83	申办者与研究机构之间的临床研究合同中应包括哪些内容?	47
84	申办方应该如何对试验用药品进行管理?	47
85	药品管理员在接收药品时需要注意哪些方面?	48
86	试验用药品的储存要求是什么?	48
87	试验用药品的记录应注意哪些方面?	48
88	试验用药品管理中常用记录表格有哪些?	49
89	试验用药品常见的储存条件有哪些?如何定义?	50
90	贮存试验用药品的过程中,有哪些注意事项?	50
91	如何准备试验用药品的标签?	51
92	对于全球多中心临床试验,在境外已上市、境内未上市的药品能否作为临床试验的对照药?	51
93	对于BE试验,试验用药品留样有哪些要求?	51
94	为什么回收使用过的试验用药品包装非常重要?	52
95	什么是二次揭盲?如何进行二次揭盲?	52
96	什么是紧急破盲表?破盲表应如何保存?在什么情况下允许破盲?	53
97	什么是脱落病例?	53
98	脱落病例如何处理?	53
99	谁应该负责试验的统计分析?	54
100	谁负责撰写试验总结报告?	54
101	什么是稽查?	54
102	稽查员的职责是什么?	55
103	ICH GCP稽查程序有哪些?	55
104	常见的稽查对象是谁?	55
105	什么是检查?	56
106	药品注册现场核查的目的是什么?	56
107	药物临床试验现场核查中会对哪些数据进行溯源?	56

108	FDA 会来中国检查吗？	57
109	FDA 或 NMPA 是如何选择临床试验检查对象的？	57
110	FDA 检查中发现的常见问题有哪些？	58
111	有哪些检查类型？	58
112	机构检查和项目检查的侧重点有何不同？	59
113	常见检查有哪几种方式？	59
114	什么是数据锁库？	60
115	CRO 是什么？	60
116	CRO 的责任是什么？	60
117	SMO 是什么的缩写？	61
118	在中国 SMO 目前可以做哪些工作？	61
119	临床研究协调员是谁？可否由申办者直接委派？他们参与临床试验工作应遵循的原则是什么？	61
120	CRC 的主要工作内容是什么？	62
121	CRC 将如何为监查员的监查做准备？	63
122	助理研究者应在 CRF 上核对哪些内容？	63
123	可否在试验过程中更改知情同意书的内容？	64
124	什么是多中心临床试验？	65
125	临床试验通常分为几期？	65
126	每期临床试验中包括什么类型的研究？	66
127	各期试验通常应由哪些人员来主持？	67
128	什么是受试者识别代码？	67
129	什么是盲法试验？	68
130	什么是随机？	68
131	什么是平行组试验？	69
132	什么是交叉试验？	69
133	什么是双盲双模拟技术？	69
134	什么是导入期和洗脱期？	70
135	什么是急救药物？	70
136	什么是生物标志物？	71
137	什么是替代指标？	71

138 什么是转化研究? ……………………………………………… 71
139 什么是转化科学? ……………………………………………… 72
140 什么是转化医学? ……………………………………………… 73
141 什么是灵活性设计? …………………………………………… 73
142 什么是中心实验室? …………………………………………… 73
143 临床试验中如何采集血样? …………………………………… 74
144 临床试验对中心实验室有关资料有哪些要求? ……………… 74
145 实验室生物样本应储存在何处? ……………………………… 75
146 什么是数据质询表? …………………………………………… 75
147 什么是研究者会议? …………………………………………… 75
148 如何将按GCP完成的临床试验总结报告呈送NMPA? ……… 77
149 什么是电子数据采集? ………………………………………… 77
150 什么是互动式语音/网络应答系统? ………………………… 78
151 与传统试验相比,在互动式语音/网络应答系统试验中,
    监查员或研究协调员的职责有何变化? ……………………… 79
152 什么是注册临床试验? ………………………………………… 79
153 什么是登记临床试验? ………………………………………… 79
154 什么是弱势受试者? …………………………………………… 80
155 什么是循证医学和临床证据?等级如何划分? ……………… 80
156 注册临床试验一定要用随机对照试验设计吗? ……………… 84
157 随机对照试验的试验设计有缺陷吗? ………………………… 84
158 什么是Ⅳ期临床试验? ………………………………………… 85
159 什么是研究者发起的临床试验? ……………………………… 85
160 什么是同情用药? ……………………………………………… 85
161 什么是卫生经济学研究? ……………………………………… 86
162 临床试验设计需要考虑哪些统计学问题? …………………… 86
163 临床试验设计中有哪些主要的对照方式? …………………… 87
164 什么是前瞻性研究?什么是回顾性研究? …………………… 88
165 临床试验中有哪些常见的试验分组设计? …………………… 88
166 什么是数据完整性? …………………………………………… 88
167 什么是ALCOA? ………………………………………………… 89

168	电子系统的账号和密码为什么不能共享？	89
169	什么是电子签名？对电子签名有什么要求？	90
170	什么是核证副本？	90
171	研究者必须在每份实验室化验单上签名、签日期吗？	91
172	什么是稽查痕迹？起什么作用？	91
173	临床试验结果发表时，作者署名资格如何确定？	91
174	药物临床试验机构备案时应具备的条件是什么？	92
175	实行备案制后，如何对机构进行监督检查？	93
176	药物临床试验机构备案的流程是什么？	93
177	新专业申请开展药物临床试验时临床试验机构应如何备案？	94
178	新药Ⅰ期临床试验或风险较高的临床试验有哪些注意事项？	94
179	药物/医疗器械临床试验机构备案制从什么时候开始施行？	95
180	临床试验机构实行备案制有什么重要的意义？	96
181	实行备案制后药物临床试验机构如何进行管理？	96
182	违反临床试验机构备案管理制度有哪些处罚措施？	97
183	临床试验机构备案号是怎样的格式？	98
184	谁是临床试验数据的第一责任人？	98
185	临床试验中哪些行为会被认定为故意提供虚假证明文件？	98
186	哪些情形会以故意提供虚假证明文件罪进行处罚？	98
187	《关于深化审评审批制度改革鼓励药品医疗器械创新的意见》中又提出了哪些支持临床试验机构和人员开展临床试验的措施？	99
188	疫苗临床试验应当在哪些机构实施？	99
189	什么部门负责药物临床试验机构的监督检查？	100
190	药品安全信用管理制度有哪些内容？	100
191	什么是拓展性临床试验？什么情况下可以进行拓展性临床试验？	100
192	临床试验机构组织管理架构中有哪些人员？	101
193	临床试验机构质量与风险管理如何评价？	101
194	对各临床试验专业的研究团队有什么要求？	101
195	对受试者知情同意的场所有什么要求？	102

196	对接到境外药品监督管理部门的临床试验检查要求的，药物临床试验机构需要做什么？	102
197	在药物临床试验机构中临床试验管理部门有哪些职责？	102
198	与资格认定时相比，药物临床试验机构实行备案制后对医疗机构的要求有哪些变化？	103
199	不同情况下知情同意书的签署规范是什么？	103
200	研究者实施知情同意在什么情况下需要有公正见证人？	104
201	公正见证人可以是科室医师、护士吗？	105
202	参加非治疗临床试验，在什么条件下可以由监护人代表受试者签署知情同意？	105
203	在重大突发公共卫生事件下的临床试验，受试者保护方面应把握哪些核心原则？	105
204	受试者在知情同意时应被告知哪些内容？	106
205	临床试验中，药物临床试验机构如何保证受试者安全？	107
206	临床试验中，如何保护无知情能力者？	107
207	开展临床试验，其风险能被接受的基本条件是什么？	108
208	伦理委员会的审查意见决定着一个临床试验是否可以开展，那么伦理委员会的审查应由谁来监管？	108
209	伦理委员会应明确要求研究者及时报告哪些事项？	109
210	未经伦理委员会审批擅自开展临床研究，需要承担何种法律责任？	109
211	什么是前置伦理审查？	109
212	规范伦理委员会发展建设的指南有哪些？	110
213	哪些单位应设伦理委员会？	110
214	受试者因故无法返院完成项目随访及相关检验检查时，是否可以在当地医院完成？	110
215	受试者签署知情同意书之前的既往病史、检验检查结果，是否可以给申办方或项目组作为判定符合入排标准的依据来预审？	111
216	当受试者或其监护人缺乏阅读能力时，签署知情同意书需有公正见证人参与，是否需要记录公正见证人的身份信息？	111

217	紧急情况下，是否可以不获得受试者本人的知情同意就开展临床试验？	112
218	什么是质量控制？	112
219	什么是质量保证？	112
220	什么是质量管理？	113
221	质量管理、质量保证、质量控制三者关系如何？	113
222	临床试验质量管理的基本原则有哪些？	113
223	申办者应当如何建立临床试验的质量管理体系？	114
224	申办者如何基于风险进行质量管理？	114
225	申办者的质量保证和质量控制应当符合哪些要求？	115
226	药物临床试验机构如何建立临床试验质量保证体系？	116
227	药物临床试验机构如何设置全面的、有效的机构内部质量控制措施？	116
228	试验研究团队层面的质量控制如何实施？	116
229	机构层面的质量控制如何实施？	117
230	进行质量控制时可采用的检查标准有哪些？	117
231	临床试验实施过程中常见的质量问题有哪些？	118
232	如何使用PDCA质量管理方法科学地处理临床试验过程中的质量问题？	118
233	对Ⅰ期临床试验的研究团队和主要研究者的资质有哪些要求？	119
234	数据和安全监查委员会成员由哪些人担任？	120
235	所有临床研究都需要设立数据和安全监查委员会（DSMB）吗？哪些情况需要设立DSMB？	120
236	数据和安全监查委员会的独立性如何理解？	121
237	在重大公共卫生突发事件如新型冠状病毒肺炎疫情期间，药物临床试验在保护受试者安全，落实申办者主体责任，保证临床试验质量和数据真实、准确、完整和可追溯方面有哪些基本原则？	122
238	在重大公共卫生突发事件如新型冠状病毒肺炎疫情期间，临床试验的监查和稽查方面有哪些特殊考虑？	123

239 在重大公共卫生突发事件如新型冠状病毒肺炎疫情期间，
    如何应用临床试验数字化技术？ ………………………… 124
240 什么是真实世界研究？ …………………………………… 124

器械篇 …………………………………………………………… 127

241 什么是医疗器械？ ………………………………………… 127
242 什么是无源医疗器械？什么是有源医疗器械？ ………… 127
243 什么是植入医疗器械，侵入医疗器械或接触人体医疗器械？ … 128
244 什么是医疗器械临床试验？ ……………………………… 128
245 什么是医疗器械 GCP？ …………………………………… 129
246 什么是医疗器械临床试验机构备案？ …………………… 129
247 《医疗器械临床试验机构条件和备案管理办法》何时实施？ …… 129
248 医疗器械临床试验应当遵循的基本原则是什么？ ……… 130
249 我国医疗器械 GCP 是如何发展的？主要包括哪些内容？ … 130
250 临床试验机构备案网址是什么？ ………………………… 130
251 医疗器械临床试验机构应当具备哪些条件？ …………… 131
252 非医疗机构开展按医疗器械管理的体外诊断试剂临床
    试验，应当具备哪些条件？ ……………………………… 132
253 医疗器械临床试验机构在备案系统中填写哪些内容？ …… 132
254 医疗器械临床试验机构在备案系统中提交的自查报告包括
    什么？ ……………………………………………………… 133
255 医疗器械临床试验机构哪些内容更改需要重新备案？ …… 133
256 医疗器械临床试验机构需要提交上一年度开展医疗器械
    临床试验工作总结报告吗？ ……………………………… 133
257 什么是医疗器械缺陷？ …………………………………… 134
258 医疗器械与药品有何区别？ ……………………………… 134
259 某些可监测生命体征的数字移动产品，属于医疗器械吗？ … 134
260 对医疗器械如何进行分类管理？ ………………………… 135
261 如何确定医疗器械的分类？ ……………………………… 135
262 哪些医疗器械的上市申请需要做临床试验？ …………… 138
263 什么是医疗器械临床试验豁免清单？ …………………… 139

编号	内容	页码
264	医疗器械试验需要申请临床试验批件吗？申请临床试验需要提交哪些资料？	139
265	什么是医疗器械临床评价报告？	140
266	医疗器械临床评价报告的难点主要有哪些？	140
267	什么是医疗器械临床试验的备案？	141
268	开展医疗器械临床试验的目的是什么？	142
269	ISO14155 是什么标准？	142
270	医疗器械不良事件监测的主要目的和意义是什么？	143
271	如何上报临床试验中的医疗器械严重不良事件？	143
272	什么是医疗器械超范围使用？	144
273	医疗器械的目标表现/安全性和有效性的标准是什么？	144
274	医疗器械的临床试验和药物临床试验有什么不同？	145
275	什么是体外诊断试剂的临床试验？	146
276	什么是影像设备的临床试验？	147
277	什么是医疗器械临床试验机构？	147
278	国家对临床试验监督管理数据的信息有通报制度吗？	148
279	试验启动前医疗器械的检验报告有时限要求吗？	148
280	医疗器械多中心临床试验需要在几家医疗机构实施？	149
281	谁可以作为医疗器械临床试验的申办者？	149
282	选择临床试验机构应当考虑哪些条件？	149
283	医疗器械临床试验前，申办者应当向伦理委员会提交哪些文件？	150
284	知情同意书一般应当包括哪些内容以及事项？	150
285	知情同意书是否应当注明制订的日期或者修订后版本的日期？	151
286	什么情况下需先进行小样本试验？	151
287	医疗器械临床试验方案应当包括哪些内容？	152
288	我国对医疗器械多中心临床试验有何要求？	154
289	参加试验的研究者是否可以参与该试验伦理审查并表决？	155
290	伦理委员会对医疗器械临床试验申请的审查要点有哪些？	155
291	我国对医疗器械临床试验数据保存时限的要求有哪些？	156

292 医疗器械临床试验研究者手册应当包括的主要内容有哪些？ …… 156

293 医疗器械临床试验的申办者与临床试验机构和研究者的书面协议应包括哪些内容？ …… 156

294 申办者决定暂停或者终止临床试验应注意哪些问题？ …… 157

295 医疗器械临床试验中监查员具体职责包括哪些？ …… 157

296 负责医疗器械临床试验的研究者应当具备哪些条件？ …… 158

297 临床试验用医疗器械是否可向受试者收费？ …… 158

298 在临床试验中，研究者应当至少记录哪些内容？ …… 159

299 临床试验报告应包括哪些信息？ …… 159

300 医疗器械临床试验核查的重点有哪些方面？ …… 161

案例分析 …… 163

1 主要研究者 …… 163
2 卫星点 …… 165
3 患者转院 …… 168
4 断药 …… 170
5 发错试验用药品 …… 173
6 风险未知的处理 …… 174
7 快递试验用药品 …… 176
8 临床试验中的授权 …… 178
9 研究者的额外数据要求 …… 180
10 署名 …… 182
11 温度记录 …… 185
12 打印的门诊病历 …… 187
13 未记录知情同意过程 …… 191
14 违反入排条件的患者 …… 192
15 通过邮件递交的电子版资料 …… 194
16 研究中心必备文件保存 …… 196
17 新任项目经理的烦恼 …… 197
18 EDC 系统的群账号 …… 199
19 实验室报告的签字日期 …… 200

20 误纳入妊娠受试者 …………………………………………… 202
21 健康受试者情绪安抚 ………………………………………… 203
22 受试者随访管理 ……………………………………………… 204
23 试验用药品保存温度异常 …………………………………… 205
24 研究者管理 …………………………………………………… 206
25 研究者资质 …………………………………………………… 207
26 研究者对入选排除标准理解和处置不一致 ………………… 208
27 研究者签署知情同意书不规范 ……………………………… 209
28 研究者未按方案要求实施临床试验 ………………………… 210

缩略语 ………………………………………………………………… 213

附录 部分现行规范与指导原则 …………………………………… 217

药 物 篇

 什么是药物临床试验?

药物临床试验是指以人体(患者或健康受试者)为对象的试验,旨在发现或验证某种试验用药品的临床医学、药理学以及其他药效学作用、不良反应,或者试验用药品的吸收、分布、代谢和排泄,以确定药物的疗效与安全性的系统性试验。

 临床试验的意义是什么?

在新药的研究开发过程中及上市后,临床试验的意义主要包括以下5个方面:

(1)评价新药潜在的临床应用价值(安全性及有效性)。
(2)确定新药的最佳使用方法。
(3)为新药审评和注册提供法规要求的申报资料。
(4)为企业制定新药及市场开发决策提供依据。
(5)为医师和患者正确使用新药提供依据。

此外,国际上越来越趋向于通过临床试验对药物经济学进行评价。

临床试验应当遵循哪些基本原则？

临床试验应当遵循三项基本原则，即伦理原则、科学性原则及现行法律法规。

什么是GCP？GCP的宗旨是什么？

GCP（Good Clinical Practice）即"药物临床试验质量管理规范"，是药物临床试验全过程的标准规定质量标准，包括方案设计、组织实施、监查、稽查、记录、分析、总结和报告。

GCP宗旨有两个：一个是保证药物临床试验过程规范，数据和结果的科学、真实、可靠；另一个是保护受试者的权益和安全。

GCP是如何产生和发展的？

随着科学技术尤其是化学工业和生物技术的发展，每年都有许多新药被研究、开发、生产并上市。如何保证这些药物的安全、有效成为一个重要问题。为此制定的保证药物实验室研究质量的实验室质量管理规范（Good Laboratory Practice，GLP）以及保证药物生产质量的药物生产质量管理规范（Good Manufacturing Practice，GMP）已作为国际上共同遵循的准则用于规范新药的研究和生产中。

在20世纪70年代中期，一些发达国家开始注意到新药研发中的另一个环节——临床试验质量管理中的一些问题。如发现有些研究者滥用受试者进行临床试验（例如，强迫囚犯或黑人参加具有潜在危险的药物研究），于是在1964年第18届世界医学协会（World Medical Association）大会上医师们共同撰写了《赫尔辛基宣言》。该宣言声明医师的首要职责是保护受试者的生命和健康,它可被看作是GCP的雏形。美国食品药品管理局(Food and Drug Administration,FDA)在发现部分临床试验中存在欺骗行为的证据后,于20世纪70年代末颁布了临床试验管理规范细则。新的联邦法规定临床试验应得到伦理委员会的批准并获得受试者知情同意书。20世纪80年代,FDA又修订了新药审评规定,并以法律形式在美国加以实施。此后,欧共体(欧盟前身)亦在1990年制定了"医药产品的临床试验"管理规范,即现在所称的GCP。在随后的几年中,英国、法国、北欧、日本、加拿大、澳大利亚和韩国先后制定并颁布了各自的GCP。中国也在1998年首次颁布GCP法规。虽然各地制定的规范原则相同,但具体细节又各有差异。因此,人用药物注册技术要求国际协调会议应运而生,其目的是就共同关心的问题协调并交换意见以制定全球共同依据的一系列准则,其中包括GCP。

6 什么是ICH？目的是什么？

ICH(International Conference on Harmonization of Technical Requirements for Registration of Pharmaceuticals for Human Use),即"人用药物注册技术要求国际协调会议"。

ICH于1990年启动,1991年召开第一届会议。该会议由欧盟、美国及日本发起,并由三方成员国的药物管理当局以及制药企业管理协会共同组成。世界卫生组织各成员国以及加拿大和瑞士等国家则以观察员身份参加会议,亦开始遵循ICH准则,便于这些国家和地区的卫生管理当局能最终相互接受各自临床数据用于人用药物的注册。ICH的目的是协调各国的药物注册技术要求(包括统一标准、检测要求、数据收集及报告格式),使药物生产企业能够应用统一的注册资料规范,按照ICH的有效性、质量、安全性及多学科指南申报。如果最终达成ICH目标,制药企业可以在世界各国同时上市其产品,不但提高申报注册资料的质量,同时可以缩短研发时间,节省研发成本,进而提高新药研发、注册、上市的效率。

在成功运作25年后,为了应对全球药品监管和行业发展的巨大变化和挑战,ICH在2015年10月25日召开大会对组织结构进行了大的改革,并更名为国际协调理事会,现在ICH的成员已包括欧盟、美国、加拿大、日本、瑞士等国家和地区。

2017年5月31日至6月1日,ICH 2017年第一次会议在加拿大蒙特利尔召开。会议通过了中国国家食品药品监督管理总局的申请,总局成为国际人用药品注册技术协调会正式成员。

2018年6月7日,在日本神户举行的ICH 2018年第一次大会上,中国国家药品监督管理局当选为ICH管理委员会成员。

ICH GCP 是如何定义及实施的?

ICH GCP(E6)根据欧盟、日本、美国以及澳大利亚、加拿大、北欧和世界卫生组织各成员国现行的GCP所制定的药物临床试验标准而定义。1996年5月1日欧盟批准了ICH GCP指南,并于1997年1月17日开始在成员国内实施。美国FDA将ICH GCP列入其1997年版联邦注册法规中。日本已修改了现有的制药事务法(PAL),并于1997年4月开始执行。当ICH E6(R1)指南在制定时,大部分临床试验还是在用纸质记录流程进行操作。电子数据记录和报告的发展与进步促进了新的临床试验方法的产生。例如,如今大规模的临床试验,中心化监查比传统模式更有优势。因此,2016年对ICH GCP(E6)进行了修订,以鼓励在临床试验设计、实施、监督、记录和报告中使用更先进、有效的方法。同时,继续确保受试者得到保护,试验结果可靠。更新了电子记录标准和必要文件,旨在提高临床试验的质量和效率。2016年11月9日施行修订版E6(R2)指南结合其他临床试验实施相关的ICH指南一起阅读,如E2A(临床安全性数据管理)、E3(临床研究报告)、E7(老年人)、E8(临床试验总则)的临床试验,中心化监查比传统模式更有优势。修订版E6(R2)以鼓励在临床试验设计、实施、监督、记录和报告中使用更先进、有效的方法。同时,继续确保受试者得到保护,试验结果可靠。更新了电子记录标准和必要文件,旨在提高临床试验的质量和效率。E6(R2)完整增补版指南为欧盟、日本、美国、加拿大和瑞士提供了统一标准,以促进这些管理当局在其权限内相互认可彼此提供的临床数据。当E6(R1)内容和E6(R2)增补内容出现冲突时,以E6(R2)内容为准。

ICH GCP 最新进展有哪些?

1996年5月1日,批准了ICH GCP(R1)指南。

2016年11月9日,发布最新修订稿ICH E6(R2),也是现行的ICH GCP指南。

2019年6月1日至6月6日,在荷兰召开会议,ICH GCP已经进入新的修订周期R3[E系列文件中ICH E6(R3)EWG代表专家工作站正在修订]。

现行的ICH GCP是2016年11月9日发布的ICH E6(R2),是该指南自1996年5月制定以来的首次修订,修订是为鼓励在临床试验的方案设计、组织实施、监查、记录和报告中采用更加先进和高效的方法,如计算机化系统、基于风险的质量管理体系和中心化监查等,以保证受试者的权益和临床试验数据的质量。

ICH E6(R2)未对原版进行结构和文字的修改,而是采用了补充条款的形式,共增加条款26条,涉及总则、名词解释、GCP原则、研究者的职责、申办者的职责和临床试验保存文件等6个章节。

ICH于2019年6月1日至6月6日,在荷兰阿姆斯特丹召开会议。会议由16个ICH成员国与28个观察员约500名人员参加。在ICH随后发布的会议纪要中,明确表示ICH GCP已经进入了新的修订周期R3,并在ICH官网公布了R3的修订日程。正在修订的R3将是对ICH E6(R2)的全面修订,修订目标包括:①解决在日益多样化的临床试验类型中GCP原则的应用问题,如研究者发起的临床试验、真实世界临床研究等将会制定新的E6指南。②解决支持监管和医疗决策的数据源管理问题。③促进新技术在临床试验中合理应用。④解决当前全球监管环境下的复杂的临床试验问题。

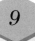

9　中国GCP经历了哪些发展历程?

在ICH于1996年批准ICH GCP后,中国的GCP也诞生并不断发展。

1998年3月2日,国家卫生部发布了我国《药物临床试验管理规范》(试行)。

1999年9月1日,国家药品监督管理局(SDA)发布《药品临床试验管理规范》。

2003年8月6日,国家食品药品监督管理局(SFDA)发布《药物临床试验质量管理规范》(简称GCP)。

2020年4月23日,国家药品监督管理局及国家卫生健康委员会颁布《药物临床试验质量管理规范》(2020年第57号),于2020年7月1日开始施行。

10 中国现行GCP包括哪些内容？

中国现行GCP为2020版GCP，遵循ICH GCP基本原则，内容主要包括总则、术语及定义、伦理委员会、研究者、申办者、试验方案、研究者手册、必要文件管理、附则共9章83条。

11 实施GCP的益处及实施难点有哪些？

按照GCP标准开展临床试验的益处包括：受试者可得到更好的保护；只有合格的研究者及试验中心才有资格开展临床试验，从而确保临床试验的质量；试验数据准确、真实、可信；GCP要求申办者和研究者不断地继续培训以提高两者的技术水平；GCP和标准操作规程的实施可使制药企业内部及企业之间的试验操作得以统一；一套完整的试验文档（TMF）保证了试验的透明度和质量可靠；管理当局对一贯严格遵守GCP的申办者的信任程度增强，有利于成功申报产品；如果按照ICH GCP的规范要求实施临床试验，数据可用于全球注册申报；节约研发成本，缩短申报时间，产品可尽快在全球同步上市。

实施难点包括：要求研究者、申办者付出更多的时间和精力开展临床试验；研究者临床任务繁重，过多依赖于外部人员如临床研究协调员（CRC），导致临床试验质量无法充分保障；临床试验经济成本增加；日益发展的新技术和新的临床研究模式也给GCP实施在伦理和科学性方面带来挑战。

12 哪些人应该了解GCP？

《药物临床试验质量管理规范》（2020年第57号）是由国家药品监督管理局、国家卫生健康委员会颁布的法规。GCP不但适用于涉及参与临床试验各环节的人员，如申办者、合同研究组织（CRO）、医疗机构研究人员、临床试验现场管理组织（SMO）、临床试验机构相关人员、伦理委员会成员、药品监督管理人员，同时也适用于需参照 GCP 规范实施其他研究的相关人员，如研究者发起的临床试验（IIT）、真实世界临床研究（RWS）的研究人员、研究生、科研管理人员等。

什么是《纽伦堡法典》和《赫尔辛基宣言》？

鉴于发现在第二次世界大战期间，有些研究者利用囚犯进行人体研究，战后在德国纽伦堡组织了国际军事法庭审判纳粹战犯。著名的《纽伦堡法典》（*Nuremberg Code*）作为 1946 年审判纳粹战争罪犯的纽伦堡军事法庭决议的一部分，成为对有人类受试者参与的临床试验进行管理的新篇章。该法典随后被《赫尔辛基宣言》（*Declaration of Helsinki*，DoH）所替代，成为最早的 GCP 雏形。《赫尔辛基宣言》全称《世界医学会赫尔辛基宣言》，该宣言制定了涉及人体对象医学研究的道德原则，是一份包括以人作为受试对象的生物医学研究的伦理原则和限制条件，也是关于人体试验的第二个国际文件，比《纽伦堡法典》更加全面、具体和完善。

什么是伦理委员会？什么是机构审查委员会？

伦理委员会（Ethic Committee，EC）是指由医学、药学及其他背景人员组成的委员会。其职责是通过独立的审查、同意、跟踪审查试验方案及相关文件、获得和记录受试者知情同意所用的方法和材料等，确保受试者的权益、安全受到保护。

在美国，伦理委员会称为机构审查委员会（Institution Review Board，IRB），两者没有本质的不同。

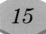

伦理委员会是如何组成及运作的？

2020 版 GCP 中规定伦理委员会的组成和运行应当符合以下要求：

（1）伦理委员会的委员组成、备案管理应当符合卫生健康主管部门的要求。

（2）伦理委员会的委员均应当接受伦理审查的培训,能够审查临床试验相关的伦理学和科学等方面的问题。

（3）伦理委员会应当按照其制度和标准操作规程履行工作职责,审查应当有书面记录并注明会议时间及讨论内容。

（4）伦理委员会会议审查意见的投票委员应当参与会议的审查和讨论,包括各类别委员,具有不同性别组成并满足其规定的人数。会议审查意见应当形成书面文件。

（5）投票或者提出审查意见的委员应当独立于被审查临床试验项目。

（6）伦理委员会应当有其委员的详细信息,并保证其委员具备伦理审查的资格。

（7）伦理委员会应当要求研究者提供伦理审查所需的各类资料,并回答伦理委员会提出的问题。

（8）伦理委员会可以根据需要邀请委员以外的相关专家参与审查,但不能参与投票。

对于伦理审查委员会的组成,《涉及人的生物医学研究伦理审查办法》中要求:伦理委员会的委员应当从生物医学领域和伦理学、法学、社会学等领域的专家和非本机构的社会人士中遴选产生,人数不得少于7人,应当有不同性别的委员,少数民族地区应当考虑少数民族委员。必要时,伦理委员会可以聘请独立顾问。独立顾问对所审查项目的特定问题提供咨询意见,不参与表决。

16 伦理委员会职责是什么？

伦理委员会的职责是保护受试者的权益和安全,应当特别关注弱势受试者。

（1）伦理委员会应当对临床试验的科学性、伦理性和是否符合相关法律法规进行审查,保护受试者的权益和安全,特别是弱势受试者。

（2）伦理委员会有权暂停、终止未按照相关要求实施,或者受试者出现非预期严重损害的临床试验。

（3）伦理委员会应当对正在实施的临床试验定期跟踪审查,审查的频率应当根据受试者的风险程度而定,但至少一年审查一次。

（4）伦理委员会应当受理并妥善处理受试者的相关诉求。

2020版GCP第三章对伦理委员会的职责做出了详细的阐释。

需要呈送伦理委员会的文件有哪些？

研究者负责提交伦理审查申请，提交的文件应满足对临床试验进行全面、完整审查的要求，包括（但不限于）下述文件内容：①试验方案和试验方案修订版。②知情同意书及其更新件。③招募受试者的方式和信息。④提供给受试者的其他书面资料。⑤研究者手册。⑥现有的安全性资料。⑦包含受试者补偿信息的文件。⑧研究者资格的证明文件。⑨伦理委员会履行其职责所需要的其他文件。

ICH GCP明确要求研究者应确保申办者在临床试验开始前将如下资料的定稿呈报伦理委员会同意，包括：试验方案/修改，研究人员申请用于试验的书面知情同意书及其更新件，受试者招募程序（如广告），提供给受试者的书面资料，研究者手册（IB），可得到的安全性资料，受试者可获得的费用和补偿，研究人员的最新简历和/或其他证明其资格的文件，以及IRB/IEC履行其职责所需要的任何其他文件。

如何获得伦理委员会的同意/批准？

申办者委派的项目负责人或监查员在启动一项临床试验前，先要到已确定参加某项临床试验的临床试验机构了解该机构伦理委员会的相关要求与指南。如为多中心临床试验，参加单位是否接受牵头单位伦理委员会的决议？是否需要在参加单位重新通过会议审查或简易审查就可获得伦理委员会同意？了解该伦理委员会的工作程序及开会日期。监查员应在伦理委员会会议开始前尽早协助研究者准备好需呈报给伦理委员会的文件以便各位伦理委员会成员在会前已审阅会上要讨论的申请。伦理委员会开会后，监查员应及时与研究者沟通以了解审评结果并根据伦理委员会的决议获得书面同意函或根据伦理委员会的建议及时做出反馈。

伦理委员会的审查意见分为哪几种?

伦理委员会的审查意见一般有下列5种情形:①同意。②必要的修改后同意。伦理委员会认为需对试验方案做出较小修改或澄清的试验项目。③做必要的修改后重审。[依据《药物临床试验伦理审查指导原则》(2010)、《涉及人的临床研究伦理审查委员会建设指南》(2019)版]。④不同意。⑤终止或者暂停已同意的研究。

审查意见应当说明要修改的内容或者否定的理由。

伦理委员会是否可以获取报酬?

伦理委员会一般不得以营利为目的,但是为了维持其正常运行,伦理委员会可以根据相应工作付出获得合理报酬。在《涉及人的临床研究伦理审查委员会建设指南》(2019版)第一章(伦理审查委员会宗旨与原则)第三条(监管责任):(二)医疗机构或授权监管部门对伦理审查委员会开展工作负有组织管理以及提供支持性的工作保障的责任,包括提供必要的人力资源、工作环境、设施设备和工作时间以及经费的支持,并负责对委员会委员科研伦理培训提供机会和经费的支持。伦理审查委员会委员的工作时间和精力付出应当得到合理的报酬。所有相关监管措施应有书面备案记录。

ICH GCP 和中国 GCP 中对伦理委员会书面记录分别要求保存多长时间?

ICH GCP 规定机构审查委员会/独立伦理委员会应保存全部试验相关记录(如书面程序、成员名单、成员职务/所属机构名单、呈送文件、会议纪要及来往书信)到试验完成后至少三年,在管理当局要求时可以随时获得。

2020版GCP规定伦理委员会应当保留伦理审查的全部记录,包括伦理审查的书面记录、委员信息、递交的文件、会议记录和相关往来记录等。所有记录应当至少保存至临床试验结束后五年。

合格的研究者应具备哪些条件?

研究者,指实施临床试验并对临床试验质量及受试者权益和安全负责的试验现场的负责人。他们必须是在合法的医疗机构中任职行医,具有在临床试验机构的执业资格证书,熟悉并遵守中国有关法律法规和道德规范的医师或药师。

合格的研究者应具备完成特定研究所需的教育、培训和经验。此资格应通过向申办者提供最新的附有研究者签名及日期的个人简历来证明。研究者应熟悉试验方案以及试验用药品的用法,并应严格按照GCP的要求开展临床试验。此外,研究者应在规定的时间内完成所承诺数量的合格受试者的入组。总之,作为一名合格的研究者,研究者首先应是一名合格的执业人员,其次还应该是一名"合格"的研究者。

因此在2020版GCP里更加浓墨重彩地强调:

第一,研究者的医疗资质和研究者资质。如第十六条研究者和临床试验机构应该具备的资格和要求包括:(一)具有在临床试验机构的执业资格;具备临床试验所需的专业知识、培训经历和能力;能够根据申办者、伦理委员会和药品监督管理部门的要求提供最新的工作履历和相关资格文件。(二)熟悉申办者提供的试验方案、研究者手册、试验药物相关资料信息。(三)熟悉并遵守本规范和临床试验相关的法律法规。

第二,研究者应有足够的时间精力,具有完成临床试验所需的必要条件。如2020版GCP第十七条(一)研究者在临床试验约定的期限内有按照试验方案入组足够数量受试者的能力。(二)研究者在临床试验约定的期限内有足够的时间实施和完成临床试验。

第三,研究者应给予受试者适合的医疗处理。如2020版GCP第十八条中要求:(一)研究者为临床医师或者授权临床医师需要承担所有与临床试验有关的医学决策责任。(二)在临床试验和随访期间,对于受试者出现与试验相关的不良事件,包括有临床意义的实验室异常时,研究者和临床试验机构应当保证受试者得到妥善的医疗处理,并将相关情况如实告知受试者。研究者意识到受试者存在合并疾病需要治疗时,应当告知受试者,并关注可能干扰临床试验结果或者受试者安全的合并用药。(三)在受试者同意的情况下,研究者可以将受试者参加试验的情况告知相关的临床医师。

第四,研究者应具备风险处置的能力和条件。2020版GCP第十七条研究者和临床试验机构应当具有完成临床试验所需的必要条件:(三)研究者在临床试验期间有权支配参与临床试验的人员,具有使用临床试验所需医疗设施的权限,正确、安全地实施临床试验。

第五,研究者应遵循方案,恪守职责、遵守标准操作规程(SOP)。临床试验实施中降低风险的关键点是严格遵循方案和SOP,遵循方案本身并不能规避试验固有的风险,但可极大地避免因操作失误导致的试验风险。这要求研究者必须严格遵循方案,建立质量意识,在具体的试验操作流程中关注每个细节。2020版GCP中针对研究者在整个试验流程中的职责要求进行了详细描述,如第十七条(四)研究者在临床试验期间确保所有参加试验的人员充分了解试验方案及试验用药品,明确各自在试验中的分工和职责,确保临床试验数据的真实、完整和准确。

第六,合格的研究者还应律己律人,监管团队。2020版GCP第十七条(五)研究者监管所有研究人员执行试验方案,并采取措施实施临床试验的质量管理。第二十条研究者应当遵守试验方案。第二十二条研究者应当遵守临床试验的随机化程序;第二十三条研究者实施知情同意,应当遵守《赫尔辛基宣言》的伦理原则;第二十六条研究者的安全性报告应当符合要求。第二十七条提前终止或者暂停临床试验时,研究者应当及时通知受试者,并给予受试者适当的治疗和随访等。

谁是主要研究者?

主要研究者(principal investigator,PI)是指全面负责一项临床试验的质量及受试者安全和权益的人。在多中心临床试验中,每个临床试验中心都有一位研究者负责该中心研究的执行,该主要研究者具有高级职称并参加过3个以上药物临床试验,应当经过临床试验的培训,有临床试验的经验,有足够的医疗资源完成临床试验。应当监督药物临床试验实施及各研究人员履行其工作职责的情况,并采取措施实施药物临床试验的质量管理,确保数据的可靠、准确。通常,主要研究者应在所有病例报告表(CRF)上签字并注明日期以确保数据真实、完整、准确。但多数情况下，主要研究者会指定他的合作者执行某些具体工作，但对试验总负责的职能不可转交他人代为完成。

有时在国际多中心临床试验中，会有一名试验协调者，被指定负责协调参加一项多中心试验的各中心研究者。申办方通常将根据专业特长、资格、能力或是否参与制定试验方案等情况指定其中一位研究者对研究总负责，以协调各个中心之间的工作。

谁是助理研究者？

助理研究者（sub-investigator，Sub-I）是临床试验队伍的成员，通常为临床试验的具体实施者。他/她被主要研究者授权、指定执行与试验相关的一些特定职责，如获得受试者知情同意书、进行治疗评估、填写病例报告表或代表主要研究者做决定等。他们应提供最新的个人简历并在研究人员表格上登记。Sub-I 应熟悉试验用药品、试验方案和步骤。主要研究者、Sub-I 和试验协调者应定期召开会议以保证所有步骤顺利而准确地执行。

主要研究者是否可以授权非本中心执业的医师（如外院进修医师）作为研究医师参加本中心开展的临床试验？

主要研究者不可以授权非本中心执业的医师（如外院进修医师）作为研究医师参加本中心开展的临床试验。2020版GCP第十六条对研究者的资质做出明确要求，即研究者需具有在临床试验机构的执业资格。医师执业证是代表医师在研究中心开展医学工作的许可，是被研究中心认可的，也是对临床试验的保障，而研究生及进修医师很明显没这个保障。因此，非本研究中心执业的医师不可以作为研究医师参加本中心开展的临床试验。如办理好相关手续，经同意观摩学习和授权参与非医疗执业范围内的一些辅助研究工作，这方面并无明确限制。

研究团队的人员、主要研究者的学生是否可以作为受试者参与本项临床试验?

根据 2020 版 GCP 第十条规定：临床试验的实施应当遵守利益冲突回避原则。因此，为避免利益冲突，研究团队的人员不能作为受试者参加自己负责的临床试验。

同样，根据 2020 版 GCP 中弱势受试者的定义，研究者的学生属于弱势受试者中的一类。2013 年发布的《世界医学大会赫尔辛基宣言》第 20 条，仅当研究为满足弱势群体的健康需要和优先需求且研究不能在非弱势群体中实施时，才能进行弱势群体的医学研究。因此，主要研究者的学生在非特殊情况下不能作为受试者参加由主要研究者负责的临床试验。

一份合格的研究者简历应包括哪些内容?

根据《药物临床试验质量管理规范》（2020 年第 57 号），"第十六条研究者和临床试验机构应当具备的资格和要求包括：具有在临床试验机构的执业资格；具备临床试验所需的专业知识、培训经历和能力；能够根据申办者、伦理委员会和药品监督管理部门的要求提供最新的工作履历和相关资格文件……"

一份合格的研究者简历应清楚地证明一位研究者具有足够的资格和经验履行一项临床试验赋予他/她的职责。包括但不限于以下内容：姓名；正式资历（何时获得何种学历，职称、执业资格）；工作经历（包括现任职务）；所发表的与研究领域相关的重要文章；曾参加过的正规 GCP 培训。

研究者应在简历上签字并注明日期。签字表明研究者认可其内容，日期表明此份简历为最新简历。

28 研究者从何处可以获得、了解试验用药品的信息？

申办者应向每位研究者提供有关试验用药品最新研发进展的研究者手册（investigator brochure，IB），该手册应包括试验用药品在动物（临床前）以及在人类使用经验的所有最新信息，同时还应提供所有在其他试验中已发现的试验用药品可能出现的不良反应类型和发生频率。这些信息可以帮助研究者分析在自己的试验中出现的不良事件与试验用药品的关系，以及不良事件是否为非预期的。研究者手册应根据试验用药品的研发阶段而不断更新并及时将最新的版本提供给研究者以便其随时了解药物的最新信息。研究者手册应保存于试验文档中。对照药或基础用药需要提供药品说明书，以供研究者了解其信息。

29 为什么研究者要确保可用于临床试验的时间？

根据《药物临床试验质量管理规范》（2020年第57号），"第十七条研究者和临床试验机构应当具有完成临床试验所需的必要条件：（二）研究者在临床试验约定的期限内有足够的时间实施和完成临床试验。"它包括接受培训、参加研究者会议、与伦理委员会沟通、筛选受试者、遵照方案要求随访受试者（包括但不限于：给予适合的医疗处理、书写研究病历、评估及上报安全性事件等）、提供试验进展报告、配合申办者监控试验质量、接受申办者或管理当局对试验的监查、自查、稽查或检查、核查。因此，为保证试验质量、试验进度以及严格按照GCP要求进行临床试验，研究者在决定是否参加某一项临床试验前，应认真考虑试验可能会占用的时间，且应确保有足够的时间以完成临床试验。

一个优秀的临床试验研究团队应具备的条件有哪些？

人员方面：所有参与试验的人员均应具备相应的资质，包括负责填写病例报告表及获得知情同意书的人员。如在试验进行中发生任何人员变动，均应在试验文档中进行记录。此外，临床试验的实施是一项团队工作，因此团队内的主要研究者与 Sub-I 之间的相互协作至关重要。主要研究者负责对整个试验的全面管理以及对受试者提供医疗保障；Sub-I 负责研究中对受试者进行随访。由于试验所产生的繁重管理工作及大量的文件，应指定特定的研究协调员或研究护士处理此方面的问题。

场地方面：还应具备可供临床试验项目开展（如受试者筛选、随访等）使用的场地。

仪器、设备方面：应当具备适当的设备以满足临床试验的方案设计要求与试验的顺利开展；同时，为保证检测结果的质量及准确度，还要求临床试验中心仪器、设备定期进行检定及校准并获取仪器设备检定证书／校准证书），相关检定及校准证书需妥善保管。

核心要素与能力：团队应当熟知法规、制度与试验方案并在试验中遵循法规，遵循制度与标准操作规程以及试验方案。团队还应具备较高的保护受试者的能力与应对处理和解决试验中遇到的各类情况与问题。

如何判断一个临床试验中心是否适合开展临床试验？

应根据以下 5 个因素来判定：

（1）所涉及临床试验专业具备开展临床试验的资质，已通过国家药品监督管理局《药物临床试验机构资格认定证书》资格认定或已完成药物临床试验机构备案；研究者及其研究团队具有资格和经验实施临床试验。

（2）有充足的研究人员配备，足够的设备、仪器、场地等医疗资源供试验

（3）涉及医学判断的样本检测实验室，符合相关规定并具备相应资质。

（4）研究者有足够的时间按期完成试验。

（5）有足够的病源按时完成受试者入选。

谁是申办者？

申办者（sponsor）为负责临床试验的发起、管理和临床试验经费的个体、组织或机构。

申办者的职责有哪些？

申办者应当把保护受试者的权益和安全以及临床试验结果的真实、可靠作为临床试验的基本考虑。其职责包括：

（1）在试验开始前获得管理当局对临床试验的批准/同意文件与伦理委员会对临床试验申请的同意文件。

（2）在试验开始前明确试验各方的责任、权力和利益，以及各方应当避免的、可能的利益冲突。

（3）建立涵盖临床试验全过程的临床试验的质量管理体系，负责监控和保证试验质量。

（4）把控临床试验风险、识别风险，确保护受试者权益和安全以及保证临床试验结果可靠的关键环节和数据。

（5）提供最新版本的试验方案、研究者手册、有关试验用药品的详细资料、知情同意书、病例报告表，选择数据管理和统计分析方法，撰写中期报告和总结报告等。

（6）负责选择研究中心、研究者。

（7）指定有能力的医学专家及时对临床试验的相关医学问题进行咨询。选用有资质的生物统计学家、临床药理学家和临床医师等参与试验、试验管理、数据处理与记录。

（8）负责确保所选用的电子数据管理系统已通过可靠的系统验证。

（9）可以委托合同研究组织承担全部或部分与试验相关的工作，但申办者作为临床试验数据质量和可靠性的最终责任人，负责监督合同研究组织承担的各项工作。

（10）当临床试验期间出现与试验用药品相关的医疗损害时，采取恰当的方式，及时对受试者给予补偿。

（11）免费向受试者提供试验用药品，支付与临床试验相关的医学检测费用。

（12）负责试验用药品的制备、包装、标签和编号。

（13）负责试验中对试验用药品的管理，如运输、回收和销毁等并保存全部相关记录。

（14）对试验期间发生的安全性问题进行评估、报告。

（15）制订监查计划、标准操作规程，指定合格的监查员对临床试验进行定期监查访视，以保证受试者的权益得到保障；试验数据真实、准确；试验的实施符合GCP、试验方案和现行法律法规。

（16）负责指定独立于临床试验人员的稽查员对试验进行稽查以保证临床试验按照GCP、试验方案和现行管理条例实施。

（17）如临床试验提前终止或者暂停，申办者应当立即告知研究者和临床试验机构、药品监督管理部门，并向其解释原因。

（18）明确试验记录的查阅权限。

（19）负责在试验结束后向管理当局提交试验总结报告。

（20）负责多中心临床试验的组织协调工作，保证各个临床试验中心按照统一的临床试验方案实施。

34 申办者是否要为试验购买保险并在发生试验用药品相关的损害时给予赔偿？

根据《药物临床试验质量管理规范》（2020年第57号），"第三十九条（一）申办者应当向研究者和临床试验机构提供与临床试验相关的法律上、经济上的保险或者保证，并与临床试验的风险性质和风险程度相适应。但不包括研究者和临床试验机构自身的过失所致的损害。"

若从我国《药物临床试验质量管理规范》（GCP）条文规定来讲，申办者可以为其发起的临床试验提供保险。如果研究机构要求，申办者也应向研究机构提供保险凭证以证明其投保的事实。但如果申办者能提供有具体承担风险的实力证明文件来保证也可以,如果没有则提供保险证明更为直观、简便。

此外,以受试者为被保险人的人身伤害保险并不适用于药物临床试验。目前被普遍接受的、亦符合 GCP 要求的操作是,申办者为其发起的临床试验投保"药物临床试验责任保险",尽管不以受试者为被保险人,但申办者在投保临床试验责任险的前提下可通过责任保险的方式向保险公司理赔来弥补自身损失,间接使得受试者参加临床试验的权益获得保障。

＊提示:这里需要注意的是,申办者临床试验责任保险的投保人是申办者,被保险人为申办者及其关联公司,受试者作为被侵权的第三人。基于这一事实,诸如"申办者应为受试者购买/提供保险……"等类似的描述并不准确。

谁是受试者?

受试者,指参加一项临床试验并作为试验用药品的接受者,包括患者、健康受试者。

什么是受试者知情同意?获取知情同意应注意哪些方面?

受试者知情同意,指受试者被告知可影响其做出参加临床试验决定的各方面情况后,确认同意自愿参加临床试验的过程。该过程应当以书面的、签署姓名和日期的知情同意书(inform consent form, ICF)作为文件证明。

研究者或授权指定的研究人员在获取知情同意的过程中,应注意以下几点:

(1)知情同意书的文字应简明易懂,避免使用晦涩难懂的医学术语,以便受试者对试验过程及试验用药品有清楚明确的了解。

(2)即使某些检查为常规医疗的一部分,也应在对受试者采取任何试验相关的检查及治疗措施前获得知情同意书。

(3)如有经伦理委员会同意的最新版的知情同意书和其他提供给受试者的信息,临床试验过程中的受试者应当再次签署知情同意书。

(4)如果试验需入选儿童、无行为能力或紧急情况下无法亲自给出知情同意书的受试者，可以有公正的见证人参与（非必须），并由此受试者的监护人代为签署知情同意书。

医疗器械 GCP 第二十三条获得知情同意还应当符合下列要求：①对无行为能力的受试者，如果伦理委员会原则上同意、研究者认为受试者参加临床试验符合其自身利益时，也可以进入临床试验，但试验前应当由其监护人签名并注明日期。②受试者或者其监护人均无阅读能力时，在知情过程中应当有一名见证人在场，经过详细解释知情同意书后，见证人阅读知情同意书与口头知情内容一致，由受试者或者其监护人口头同意后，见证人在知情同意书上签名并注明日期，见证人的签名与研究者的签名应当在同一天。

37 研究者实施知情同意应遵循什么原则？

研究者实施知情同意，应当遵守《赫尔辛基宣言》的伦理原则，并符合以下要求：

（1）研究者应当使用经伦理委员会同意的最新版的知情同意书和其他提供给受试者的信息。如有必要，临床试验过程中的受试者应当再次签署知情同意书。

（2）研究者获得可能影响受试者继续参加试验的新信息时，应当及时告知受试者或者其监护人并作相应记录。

（3）研究人员不得采用强迫、利诱等不正当的方式影响受试者参加或者继续临床试验。

（4）研究者或者指定研究人员应当充分告知受试者有关临床试验的所有相关事宜，包括书面信息和伦理委员会的同意意见。

（5）知情同意书等提供给受试者的口头和书面资料均应当采用通俗易懂的语言和表达方式，使受试者或者其监护人、见证人易于理解。

（6）签署知情同意书之前，研究者或者指定研究人员应当给予受试者或者其监护人充分的时间和机会了解临床试验的详细情况，并详尽回答受试者或者其监护人提出的与临床试验相关的问题。

（7）受试者或者其监护人以及执行知情同意的研究者应当在知情同意书上分别签名并注明日期，如非受试者本人签署，应当注明关系。

（8）若受试者或者其监护人缺乏阅读能力，应当有一位公正的见证人见证整个知情同意过程。研究者应当向受试者或者其监护人、见证人详细说明知情同意书和其他文字资料的内容。如受试者或者其监护人口头同意参加试验,在有能力情况下应当尽量签署知情同意书,见证人还应当在知情同意书上签字并注明日期,以证明受试者或者其监护人就知情同意书和其他文字资料得到了研究者准确地解释并理解了相关内容,同意参加临床试验。

(9)受试者或者其监护人应当得到已签署姓名和日期的知情同意书原件或者副本和其他提供给受试者的书面资料,包括更新版知情同意书原件或者副本,和其他提供给受试者的书面资料的修订文本。

(10)受试者为无民事行为能力的,应当取得其监护人的书面知情同意;受试者为限制民事行为能力的人的,应当取得本人及其监护人的书面知情同意。当监护人代表受试者知情同意时,应当在受试者可理解的范围内告知受试者临床试验的相关信息,并尽量让受试者亲自签署知情同意书和注明日期。

(11)紧急情况下,参加临床试验前不能获得受试者的知情同意时,其监护人可以代表受试者知情同意,若其监护人也不在场时,受试者的入选方式应当在试验方案以及其他文件中清楚表述,并获得伦理委员会的书面同意;同时应当尽快得到受试者或者其监护人可以继续参加临床试验的知情同意。

(12)当受试者参加非治疗性临床试验时,应当由受试者本人在知情同意书上签字同意和注明日期。

(13)只有符合下列条件,非治疗临床试验可由监护人代表受试者知情同意:①临床试验只能在无知情同意能力的受试者中实施。②受试者的预期风险低。③受试者健康的负面影响已降至最低。④法律法规不禁止该类临床试验的实施。⑤该类受试者的入选已经得到伦理委员会审查同意。此外,该类临床试验原则上只能在患有试验药物适用的疾病或者状况的患者中实施。且在临床试验中还应当严密观察受试者,若受试者出现过度痛苦或者不适的表现时,应当让其退出试验,还应当给以必要的处置以保证受试者的安全。

(14)病史记录中应当记录受试者知情同意的具体时间和人员。

(15)儿童作为受试者,应当征得其监护人的知情同意并签署知情同意书。当儿童有能力做出同意参加临床试验的决定时,还应当征得其本人同意,如果儿童受试者本人不同意参加临床试验或者中途决定退出临床试验时,即使监护人已经同意参加或者愿意继续参加,也应当以儿童受试者本人的决定为准,除非在严重或者危及生命疾病的治疗性临床试验中,研究者及其监护人认为儿童受试者若不参加研究其生命会受到危害,这时其监护人的同意即可使患儿继续参与研究。在有些历时较长的临床试验过程中,受试者已达到成人年龄,则需要由本人签署知情同意之后方可继续实施。

是否允许先做常规检查再获得知情同意？

原则上不允许，GCP 明确规定，为保证受试者的权益，所有与试验相关的检验、检查、治疗措施均应在受试者签署了知情同意书后方可进行。即使某些检查为常规医疗检查的一部分。如血常规检查，也必须先获得知情同意书后再抽血。除外试验方案已限定的所能接受时间期限内做的检验、检查结果的情况。

研究者预约多名受试者一起谈知情，请问这种做法是否合适？

根据 GCP 原则和伦理原则，研究者尊重和保障受试者是否参加研究的自主决定权，严格履行知情同意程序，防止使用欺骗、利诱、胁迫等手段使受试者同意参加研究，允许受试者在任何阶段无条件退出研究。同时，研究者应当保护受试者的隐私和其相关信息的保密性。

从法律层面上讲，隐私权是指自然人享有的私人生活安宁与私人信息秘密依法受到保护，不被他人非法侵扰、知悉、收集、利用和公开的一种人格权，而且权利主体对他人在何种程度上可以介入自己的私生活，对自己的隐私是否向他人公开以及公开的人群范围和程度等具有决定权。隐私权是一种基本人格权利。因此，对于患者受试者，不应在同一个空间内同时开展知情。

作为健康受试者参与临床试验，为减少研究者的时间，"集体知情"是可以的，但需要注意的是，"集体知情"是为了介绍临床研究等共性问题，对于健康受试者的个性问题仍需在一个隐秘、安静的环境中进行一对一讲解，并签署知情同意书。集体知情的方式也需要经过伦理委员会的批准。

药 物 篇

40 什么是研究人员授权/签名表?

研究人员授权/签名表,是一份研究中心全体授权参与临床试验研究人员的签字名录,其中还同时注明了每位研究人员在试验中的角色以及参与试验的授权起止日期。本表随时根据人员的变动而更新,是了解在试验中何人、何时、做何工作的记录,也是经PI授权的依据。

41 试验组以外的人员是否可以参加本应由该试验组实施的临床试验?

因试验项目工作需要原试验组以外的人员参加部分工作,需对新加入人员的资质进行考核合格后,经必要的GCP相关培训、试验方案培训及相关操作培训,经PI书面授权其适合参与的研究内容后,方能开始参加试验项目工作。另外,具体临床操作及医学判断需由对应执业资质的人负责实施。

42 谁是临床监查员?

临床监查员(CRA),是申办者与研究者之间的主要联系人,是由申办者指定的有适当医学、药学或相关专业背景并经过必要培训,熟悉药物临床试验质量管理规范和有关法律法规,熟悉试验用药品临床前和临床方面信息以及临床试验方案和相关文件的人员。

43 临床监查员的职责是什么？

在一项临床试验中，临床监查员应对试验中心进行定期访视，以保护受试者的权益，保证试验按照 GCP、试验方案和现行管理规定正确实施，其职责包括：

（1）熟悉试验用药品的相关知识，熟悉试验方案、知情同意书及其他提供给受试者的书面资料的内容，熟悉临床试验标准操作规程和 GCP 等相关法规。

（2）按照申办者的要求认真履行监查职责，确保临床试验按照试验方案正确地实施和记录。

（3）在临床试验前确认研究者具备足够的资质和资源来完成试验，临床试验机构具备完成试验的适当条件，包括人员配备与培训情况，实验室设备齐全、运转良好，具备各种与试验有关的检查条件。

（4）核实临床试验过程中试验用药品在有效期内，保存条件可接受，供应充足；试验用药品是按照试验方案规定的剂量只提供给合适的受试者；受试者收到正确使用、处理、贮存和归还试验用药品的说明；临床试验机构接收、使用和返还试验用药品有适当的管控和记录；临床试验机构对未使用的试验用药品的处置符合相关法律法规和申办者的要求。

（5）核实研究者在临床试验实施中对试验方案的执行情况；确认在试验前所有受试者或者其监护人均签署了知情同意书；确保研究者收到最新版的研究者手册、所有试验相关文件、试验必需用品并按照相关法律法规的要求实施；保证研究人员对临床试验有充分的了解。

（6）核实研究人员履行试验方案和合同中规定的职责，以及这些职责是否委派给未经授权的人员；确认入选的受试者合格并汇报入组率及临床试验的进展情况；确认数据的记录与报告正确完整，试验记录和文件实时更新、保存完好；核实研究者提供的所有医学报告、记录和文件都是可溯源的、清晰的、同步记录的、原始的、准确的和完整的、注明日期和试验编号的。

（7）核对病例报告表录入的准确性和完整性，并与源文件比对。监查员应当注意核对试验方案规定的数据在病例报告表中有准确记录并与源文件一致；确认受试者的剂量改变、治疗变更、不良事件、合并用药、并发症、失访、检查遗漏等在病例报告表中均有记录；确认研究者未能做到的随访、未实施的试验、未做的检查,以及是否对错误、遗漏做出纠正等在病例报告表中均有记录;核实入选受试者的退出与失访已在病例报告表中均有记录并说明。

(8)对病例报告表的填写错误、遗漏或者字迹不清楚应当通知研究者;监查员应当确保所作的更正、添加或者删除是由研究者或者被授权人操作并且由修改人签名、注明日期,必要时说明修改理由。

(9)确认不良事件按照相关法律法规、试验方案、伦理委员会、申办者的要求,在规定的期限内进行报告。

(10)确认研究者是否按照GCP保存了必备文件。

(11)对偏离试验方案、标准操作规程、相关法律法规要求的情况,应当及时与研究者沟通,并采取适当措施防止再次发生。

什么是临床试验方案?

临床试验方案(protocol)是一份描述一项试验的目的、设计、方法学、统计学和组织实施的文件。试验方案通常亦给出试验的背景和理论依据,但此部分可由试验方案的参考文件提供。简言之,试验方案详细描述了应当如何实施一项临床试验。它定义了应入选何种受试者(入选/排除标准),试验目的、试验用药品的服用方法、何时进行何种统计分析以及当发生不良事件时如何处理等内容。试验方案为一份应为所有研究者掌握的试验文件,并应定期与监查员进行讨论以保证严格执行。研究者应在试验方案的定稿上签字并注明日期,表明研究者同意试验方案的内容并将按照要求实施临床试验。

在多中心临床试验中,所有中心应遵循相同的试验方案,以确保各个中心所获得的试验数据具有可比性。

为什么必须严格遵守临床试验方案?

试验中违背临床试验方案的要求会引起许多问题:①管理当局进行检查时会以违背临床试验方案发生的情况来衡量试验以及临床试验中心质量的现状。②违背伦理委员会批准过的临床试验方案即违背了伦理委员会(有时是管理当局)的批准。③不是按照入选/排除标准入选的受试者在出现损害时可能得不到申办者提供的赔偿。④不按照临床试验方案入选受试者可能增加试验结果的偏差而使试验不能达到预期的目的。⑤试验不能提供有效数据或结果。⑥申办者有时会对违背临床试验方案的研究者采取经济处罚,如拒付未按要求入选的受试者数的试验经费等。

临床试验方案可以更改吗？如何更改？

试验过程中,顺畅执行的方案通常不需要更改,但在某些情况下,出于临床试验科学性的考虑和受试者保护的考虑,或许会需要更改临床试验方案,例如调整药物剂量以提高疗效并降低不良事件发生率。但是对临床试验的更改必须符合更改的程序。研究者在没有与申办者协商前,不得擅自更改临床试验方案。正规的临床试验方案更改程序如下：

（1）临床试验方案更改的内容必须得到所有试验参与方的同意。

（2）应由研究者和申办者共同签署。

（3）除非是非常小的管理方面的改动(如监查员姓名或地址的改变),更改的内容在实施前应首先获得伦理委员会的批准。

（4）在获得伦理委员会批准后方可按照更改的内容实施临床试验,其开始执行的日期应当在试验文档中备案。

（5）所有Sub-I和其他研究相关人员均应被告知更改内容并严格执行。

什么是方案偏离/违背？

在药物临床试验实施过程中,偏离临床试验方案的情况往往不可避免。这些偏离有时被称为方案偏离(protocol deviations, PD)、方案违背(protocol violations, PV)、方案差异(protocol variances)和不依从(noncompliance)。药物临床试验必须遵循GCP、依从伦理委员会同意的试验方案,任何有意或无意的偏离或违反临床试验方案的行为均称为方案偏离(protocol deviation)。

2020版GCP中对偏离方案的规定：研究者应当按照伦理委员会同意的临床试验方案实施临床试验。未经申办者和伦理委员会的同意,研究者不得修改或者偏离临床试验方案,但不包括为了及时消除对受试者的紧急危害或者更换监查员、电话号码等仅涉及临床试验管理方面的改动。

48 方案偏离/违背的分类有哪些?

方案偏离根据其严重程度和影响力分为一般方案偏离(minor PD)和重要方案偏离(major PD),也可分为轻度、中度和重大方案偏离。其区别主要在于是否对受试者的权益、健康和安全或者研究数据的完整、准确、真实、可靠产生影响。

(1)常见的一般方案偏离有以下几种:

1)访视/检查超窗,但不影响受试者按方案继续使用研究药物,或不影响对主要疗效和关键的次要疗效指标的评价。

2)方案规定采集的数据缺失,但不影响主要疗效或关键的次要疗效或安全性指标的评价。

(2)常见的重大方案偏离有以下几种:

1)给受试者带来实质性的风险,如受试者接受了错误的治疗或错误的给药剂量;在试验过程中,受试者达到了退出标准而没被退出;受试者使用了方案规定的禁止合并用药;按规定要暂停用药的情况下,受试者仍在继续用药和/或暂停用药后,尚未达到方案规定的重新开始用药标准时就让受试者开始用药。

2)方案偏离影响试验收集数据的科学完整性,如纳入不符合入选标准和排除标准的受试者;不遵循方案操作规程而错误治疗受试者;没有得到IRB批准而变更临床试验方案;无意丢失样本或数据,影响到数据的完整性;未能按照方案要求进行安全性指标、主要疗效指标或关键的次要疗效指标的检查。

3)伪造研究数据。

4)涉及严重或不服从当地政府或机构的受试者保护管理法规或规程,如专业许可证或证书过期而继续工作;不遵守当地法规或临床研究法律;重复轻微的方案偏离;获取知情同意的过程不适当。

5)涉及违反伦理原则。

49 哪些人能接触临床试验方案？应保存在何处？

临床试验所有资料应只允许被授权查阅的人查阅，包括临床试验方案。临床试验方案属于保密文件，需要安全保管并方便所有研究人员使用，不应被遗忘在办公室或病房。通常它应与本项目的其他试验文件一起存放在临床试验专用的且上锁的文件柜中，钥匙由专人保管。

50 如何处理旧版临床试验方案？

过去研究者可将旧版的临床试验方案销毁，但现在通行做法为保存旧版的试验文件，并在其上注明废止及时间点。可使用不同颜色的封面以区分旧版和新版，需与当前版本方案一同存放于研究者文件夹内，保证研究文件的完整性及延续性。

51 什么是研究者手册？研究者手册包括哪些内容？

研究者手册（investigator brochure，IB）为一份全面的有关试验用药品临床与临床前物理、化学及药理学资料的汇编。

其主要内容包括：

（1）概要：对新药在不同研究阶段所得出的物理、化学、药理、药学、毒理、药物代谢动力学、代谢及临床资料的简要概述。

（2）介绍：化学名、通用名、被批准的商品名、活性成分、适应证等。

（3）物理、化学和药物特性及处方。

（4）临床前研究：临床前药理学、毒理学、动物体内药效动力学及药物代谢动力学。

（5）在人体内的作用：人体药物代谢动力学、安全性及疗效以及市场应用经验，如注明已上市的国家以及所有上市后累积经验的重要资料（如处方、剂量、用法和不良反应等）。

（6）资料概要及研究者指南，即向研究者提供对新药可能出现的危险、药物过量和不良反应以及临床试验中可能需要的特殊检查、观察和预防措施的正确解释。

什么是药物临床试验必备文件？

药物临床试验必备文件，是指评估药物临床试验实施和数据质量的文件，用于证明研究者、申办者和监查员在临床试验过程中遵守了《药物临床试验质量管理规范》和相关药物临床试验的法律法规要求。药物临床试验必备文件作为确认临床试验实施的真实性和所收集数据完整性的依据，是申办者稽查、药品监督管理部门检查临床试验的重要内容，应当符合《药物临床试验质量管理规范》中必备文件的管理要求。

临床试验准备阶段必备文件包括哪些？

国家药品监督管理局（NMPA）发布的《药物临床试验必备文件保存指导原则》的附表1介绍了临床试验完成后的必备文件，包括：

（1）研究者手册。

（2）签字的临床试验方案（含修订版）、病例报告表样本。

（3）提供给受试者的信息（样本）：①知情同意书（包括所有适用的译文）。②其他提供给受试者的任何书面资料。③受试者的招募广告（若使用）。

（4）临床试验的财务合同。

（5）受试者保险的相关文件（若有）。

（6）参与临床试验各方之间签署的研究合同（或包括经费合同），包括：①研究者和临床试验机构与申办者签署的合同。②研究者和临床试验机构与合同研究组织签署的合同。③申办者与合同研究组织签署的合同。

（7）伦理委员会对以下各项内容的书面审查、同意文件，需签名、注明日期。①临床试验方案及其修订版。②知情同意书。③其他提供给受试者的任何书面资料。④受试者的招募广告（若使用）。⑤对受试者的补偿（若有）。⑥伦理委员会其他审查、同意的文件（如病例报告表样本）。

（8）伦理委员会的人员组成。

（9）药品监督管理部门对临床试验方案的许可、备案。

（10）研究者签名的履历和其他的资格文件。经授权参与临床试验的医师、护士、药师等研究人员签名的履历和其他资质证明。

（11）在临床试验方案中涉及的医学、实验室、专业技术操作和相关检测的参考值和参考值范围。

（12）医学、实验室、专业技术操作和相关检测的资质证明（资质认可证书或者资质认证证书或者已建立质量控制体系或者外部质量评价体系或者其他验证体系）。

（13）试验用药品的包装盒标签样本。

（14）试验用药品及其他试验相关材料的说明（若未在临床试验方案或研究者手册中说明）。

（15）试验用药品及其他试验相关材料的运送记录。

（16）试验用药品的检验报告。

（17）盲法试验的揭盲程序。

（18）总随机表。

（19）申办者试验中心筛查报告。

（20）试验启动监查报告。

54 临床试验进行阶段必备文件包括哪些？

《药物临床试验必备文件保存指导原则》的附表2介绍了临床试验进行过程中的必备文件，包括：

（1）更新的研究者手册。

（2）对下列内容的任何更改。①临床试验方案及其修订版，病例报告表。②知情同意书。③其他提供给受试者的任何书面资料。④受试者招募广告（若使用）。

（3）伦理委员会对以下各项内容的书面审查、同意文件，具签名、注明日期。①临床试验方案修改。②下列文件修订本。③知情同意书。④其他提供给受试者的任何书面资料。⑤受试者招募广告（若使用）。⑥伦理委员会任何其他审查,同意的文件。⑦对临床试验的跟踪审查（必要时）。

（4）药品监督管理部门对临床试验方案修改及其他文件的许可、备案。

（5）研究者更新的履历和其他的资格文件。经授权参与临床试验的医师、护士、药师等研究人员更新的履历和其他资质证明。

（6）更新的医学、实验室、专业技术操作和相关检测的参考值和参考值范围。

（7）更新的医学、实验室、专业技术操作和相关检测的资质证明（资质认可证书或者资质认证证书或者已建立质量控制体系或者外部质量评价体系；或者其他验证体系）。

（8）试验用药品及其他试验相关材料的运送记录。

（9）新批号试验用药品的检验报告。

（10）监查访视报告。

（11）现场访视之外的相关通信、联络记录：①往来信件。②会议记录。③电话记录。

（12）签署的知情同意书。

（13）原始医疗文件。

（14）已签署研究者姓名、记录日期和填写完整的病例报告表。

（15）病例报告表修改记录。

（16）研究者向申办者报告的严重不良事件。

（17）申办者或者研究者向药品监督管理部门、伦理委员会提交的可疑且非预期严重不良反应及其他安全性资料。

（18）申办者向研究者通报的安全性资料。

（19）向伦理委员会和药品监督管理部门提交的阶段性报告。

（20）受试者筛选表。

（21）受试者鉴认代码表。

（22）受试者入选表。

（23）试验用药品在临床试验机构的登记表。

（24）研究者职责分工及签名页。

（25）体液/组织样本的留存记录（若有）。

临床试验结束或终止后必备文件包括哪些？

《药物临床试验必备文件保存指导原则》的附表3介绍了临床试验完成后的必备文件，包括：

(1)试验用药品在临床试验机构的登记表。
(2)试验用药品销毁证明。
(3)受试者鉴认代码表。
(4)稽查证明(若需要)。
(5)试验结束监查报告。
(6)试验分组和揭盲证明。
(7)研究者向伦理委员会提交的试验完成文件。
(8)临床试验总结报告。

什么是病例报告表？

病例报告表(case report form, CRF)，指按照试验方案要求设计，向申办者报告的记录受试者相关信息的纸质或者电子文件。

如何填写和更正病例报告表？

GCP第二十五条(三)规定，研究者应当按照申办者提供的指导说明填写和修改病例报告表，确保各类病例报告表及其他报告中的数据准确、完整、清晰和及时。病例报告表中数据应当与源文件一致，若存在不一致应当做出合理的解释。病例报告表中数据的修改，应当使初始记录清晰可辨，保留修改轨迹，必要时解释理由，修改者签名并注明日期。申办者应当有书面程序确保其对病例报告表的改动是必要的、被记录的并得到研究者的同意。研究者应当保留修改和更正的相关记录。

GCP第五十条(八)规定,监查员对病例报告表的填写错误、遗漏或者字迹不清楚应当通知研究者;监查员应当确保所作的更正、添加或者删除是由研究者或者被授权人操作并且有修改人签名、注明日期,必要时说明修改理由。

58 什么是受试者入选/筛选表?

受试者入选/筛选表(subject enrolment/screening log)用于记录入选/筛选受试者的详细资料,包括受试者全名、就诊医院、病历号、试验编号以及入选日期。此外,该表格亦可记录试验中受试者的历次随访日期,以提供试验期间全面的患者入选情况。受试者使用的试验编号是唯一的,不但用于确定受试者身份,而且决定了该受试者所接受治疗的试验用药品,同时更可以保护受试者隐私。有些试验除了要求填写受试者入选表外,还要求记录经过筛选而未入组的受试者详细资料(受试者筛选表),如有此要求,可在试验方案中说明。

59 如何入组受试者?

试验方案应严格定义什么样的受试者可以入选(入选标准),什么样的受试者不能入选(排除标准)。在选择受试者时应严格检查入选/排除标准是否符合。

如果入选了不合格的受试者,属于违背方案,一旦受试者出现与药物相关的不良事件也会因此得不到申办者的赔偿。此外,当用此试验结果向管理当局申请新药上市许可时,会因违背试验方案入选了不合格的受试者而使申请遭到拒绝。

研究者可用于入选受试者的方法包括:

(1)在门诊或手术室张贴海报。

(2)根据性别/年龄登记表,向潜在的受试者直接发邮件或信息。

(3)对所有就诊患者进行普遍筛选(例如在一项高血压试验中,测量所有年龄≥40岁的患者血压)。

(4)在门诊等待合格受试者前来就诊(如已感染患者)。

（5）建立专科、专病门诊（如哮喘门诊）。
（6）互联网发布招募广告等。

GCP 要求招募受试者的方式和信息在试验开始实施前均应获得伦理委员会的同意，还应得到伦理委员会的书面审查意见。

60 为什么有时会出现受试者入选困难？

导致受试者入选困难的原因有很多，可分为试验本身的问题、试验中心的问题和一些不可预见的原因。表1中列举了一些常见的原因。

表1 导致入选困难的一些常见原因

试验自身问题	试验中心问题	不可预见原因
试验方案不实用	研究者没有足够时间	医院管理系统发生变化
试验方案与常规操作不符	其他研究人员对试验无兴趣	改换工作或不能承担额外工作
试验启动延误	如伦理委员会批准延迟	试验用药品未按时运到
受试者入选标准过于严格	试验设施和仪器不完备或受试者脱落	人员的变动或不足妨碍了入选工作的顺利进行
患者因服用禁用的伴随用药而被剔除出试验	由于普遍缺少人力资源而在最后一分钟取消部分床位	电视/刊物对临床试验中心、研究者、申办者或临床试验的负面报道
由于对试验性质或评估无兴趣导致受试者不愿参加试验	同一个中心同时进行另一个竞争性试验	试验期过长
适应证极为罕见	受试者不适合在该中心就诊	错误地估计了受试者数量或在选定的临床试验中心找不到需要的患者类型

（1）方案设计：入选标准过于理想化，与临床实际情况脱节，受试者人群较少；试验操作流程复杂，受试者标本采集次数/量或者访视次数过多，受试者不愿意参加；受试者受益较少，对受试者没有吸引力。

（2）研究者：研究者临床任务较重，没有精力为临床试验招募受试者；知情同意沟通不彻底，受试者对临床试验缺乏详细了解；获取受试者知情同意的研究者资质较浅，未取得受试者信任。

（3）受试者：对临床试验产生抵触心理，拒绝做"小白鼠"；不愿意频繁来中心做实验室检查及随访，或者为外地受试者，无法按时随访；受试者经济基础较好，不在意临床试验的免费事项。

如果不能找到合格受试者应该怎么办？

入选难是临床试验中常见的问题，往往出在不能对合格的受试者人数做出恰当的估计上。研究者应考虑试验方案中特定的入选/排除标准对入选受试者的影响。一旦受试者入选出现问题，应认真分析其原因。如果发现问题不是由于研究者缺乏积极性，也不是由于受试者参与了其他竞争性的试验，其原因多半是出在入选标准上。这时申办者应当考虑对试验方案进行修改，以增加符合试验要求的受试者人数。

此外，还可用一些其他方式，如广告、海报等（必须事前获得伦理委员会批准），帮助招募受试者。同时，还可考虑从其他医院或医师处推荐介绍患者。总而言之，在决定进行一项试验前根据入选/排除标准全面而仔细地估计实际的入选速度是解决这一问题的关键。

受试者是否可自愿退出试验？

根据《赫尔辛基宣言》的宗旨，受试者可以根据自己的意愿随时退出试验而不必有任何理由。但是，由于退出的原因有可能影响试验用药品疗效和安全性的评估，因此最好劝说受试者能进行末次评估，以明确退出的原因并将其记录在病例报告表中。

什么是受试者的依从性？

受试者的依从性（obedience 或 compliance）主要指受试者是否按试验方案的要求用药和接受随访。

 ## 如何提高受试者依从性？

（1）在试验方案入选标准中可以列出一些有助于提高依从性的条件：如要求能够按照方案服药或能够吞服片剂的受试者，才能进入试验。

（2）安慰剂导入期（placebo run-in period）：有些试验会使用安慰剂导入法，排除依从性比较低的受试者。在治疗周期较长的试验中（如1年），有时会设置安慰剂导入期（如1个月），那些不能按时回访和依从性较低的受试者就直接被剔除，而使依从性较高的受试者进入试验，以降低失访率。

（3）服药记录：研究护士通常会记录每个受试者试验用药品的发药量和发药日期，以及这些试验用药品的回收数量和日期。要求受试者每次回访时都要将未用完的药物带回，研究护士则对这些归还的药物进行清点和记录。但由于难以判断每次未带回的药物是真的服用了还是遗失了，该评估方法的精确性随之受到影响。在临床试验中，曾遇到受试者看到研究护士仔细清点而不好意思，下次回访时就少带一些，以便不被研究护士发现自己实际上少服了药物。因此，清点药物最好避免受试者在场。对于固体成型剂如片剂、胶囊，由研究护士清点在受试者回访时带回剩余数。若受试者在回访时带回液体制剂如糖浆剂，由研究护士称重记录剩余量。在临床试验中，用药依从性多用百分率来表示：服用量 = 总量 - 剩余量。依从率（依从性的定量指标）= 服用量/总量 × 100%。

（4）每日记录表：受试者按照要求记录每日服药情况，因此可以通过检查记录判断受试者是否服药以及了解服药剂量和时间。这对于依从性好的患者来说可能是一个较好的方法，但对依从性比较低的受试者也会同他忘记吃药一样，忘记做记录。

（5）受试者教育：比如受试者第一次使用胰岛素注射时，应教会受试者如何自己注射。哮喘患者使用新型气雾剂,研究护士应详细讲解操作要领,才能帮助受试者按照剂量吸入。同时,也应该让受试者了解,如果没有如实让研究者知道自己漏服了药,研究结果可能会被曲解。

(6)特定标签标记:试验用药品的标签在药盒上标明服用的时间及方法,并用图示,服药次数在药盒上标明。

(7)试验用药品的包装:最好按照每次回访所需的量分发药物,比如,7天后回访,则给予受试者9天的量,而不是一次性将整个治疗期所需药物全部在一个包装内交给受试者,一旦药物意外丢失,就会在很大程度上影响依从性。将9天药量作为一个包装,放于药瓶内交给受试者,也方便携带。

65 评价受试者依从性的方法有哪些?

(1)发给受试者的药物包装盒在试验结束后会由受试者返还给研究者。应向受试者强调返还所有药物包装,包括已用完和剩余药物的包装。这样可方便研究者统计受试者服用药物的实际情况。如试验用药品为片剂或胶囊,应采用铝箔或锡纸包装,这样当包装被返还研究者时,用完、剩余及漏服或丢失的药物以及日期即可清楚地显示出来。如果片剂药物被装入瓶中,在药物被返还后要进行计数以确定有多少剩余药物并由此计算出有多少药物被患者服用;如果为液体药物,应事先知道瓶中有多少药物,治疗结束后测量剩余药物的体积并以此得出被患者使用的量。有时衡量患者的依从性会有一定的困难。例如,当药物被装在玻璃小瓶中,这时可以通过比较治疗前后容器的重量来衡量依从性。

(2)另外一个衡量受试者依从性的方法是检测受试者血样中试验用药品的水平。这可以确保受试者服用了试验用药品并得知其在血液中是否达到治疗水平。

(3)至于更为精确的测量依从性的方法(特别在单剂量试验中),可以在试验用药品中加入少量的无害染料,在每次随访时取患者尿样。由于染料是被原样排出并使尿液在紫外光下呈现荧光,可以用这个简单快捷的方法检查尿液中是否存在染料。当然,这种方法只能检查受试者近期的服药情况而不能确定受试者一贯的依从性。

(4)还可以通过其他科技手段,如在药瓶盖中装上一个微缩芯片(microchip),用来记录每次瓶盖被打开的日期和时间。虽然这个方法准确记录了患者打开药瓶的时间和日期,但并不能确定患者一定服用了试验用药品。

(5)仔细向受试者询问服药情况是另一种有效地评价依从性的方法。当然,没有一种评价方法是十全十美的。通常同时使用多种方法来确定受试者在试验中的依从性。

研究者和临床试验机构如何管理试验用药品?有哪些需要注意的地方?

2020版GCP第二十一条规定,研究者和临床试验机构对申办者提供的试验用药品有管理责任。

(1)研究者和临床试验机构应当指派有资格的药师或者其他人员管理试验用药品。

(2)试验用药品在临床试验机构的接收、贮存、分发、回收、退还及未使用的处置等管理应当遵守相应的规定并保存记录。试验用药品管理的记录应当包括日期、数量、批号/序列号、有效期、分配编码、签名等。研究者应当保存每位受试者使用试验用药品数量和剂量的记录。试验用药品的使用数量和剩余数量应当与申办者提供的数量一致。

(3)试验用药品的贮存应当符合相应的贮存条件。

(4)研究者应当确保试验用药品按照试验方案使用,应当向受试者说明试验用药品的正确使用方法。

(5)研究者应当对生物等效性试验的临床试验用药品进行随机抽取留样。留样时间为相关的临床试验完成或终止后五年,或者相关的药品注册申请批准或终止后两年,取较长时间。临床试验机构可将留存样品委托具备条件的独立的第三方保存,但不得返还申办者或者与其利益相关的第三方。

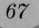

在临床试验中使用伴随药物或其他治疗时要注意些什么?

伴随用药是指在临床试验中被受试者与试验用药品同时服用的药物。所有试验中伴随用药的情况(药品分类、剂量、疾病诊断、起止日期、伴随用药原因)均须详细记录。服用伴随用药的原则是在试验中使用的伴随用药不能影响对试验用药品的评估。例如,在评价一个新的非甾体类抗感染药治疗疼痛的试验中受试者不能同时服用阿司匹林。

在不影响试验用药品的前提下服用伴随用药是允许的。

临床试验方案中应明确规定临床试验前和临床试验中允许的伴随用药或者治疗,和禁止使用的药物或者治疗。

在健康受试者参加的试验中(如Ⅰ期临床试验),应统一受试者的食品和饮料标准,因为饮食也有可能影响试验用药品的吸收。

研究者是否可终止某一受试者参加试验?

当研究者认为继续参加试验对受试者无益时,可终止某一受试者的试验治疗。实际上,有些受试者不能按期随访,不能按照要求服药,接受试验治疗依从性差。当研究者终止某位受试者参加试验时,应向申办者报告并将原因详细记录在病例报告表中,同时根据试验方案中的步骤来终止受试者。

谁可以终止临床试验?

(1)伦理委员会:伦理委员会有权暂停、终止未按照相关要求实施,或者受试者出现非预期严重损害的临床试验。

(2)研究者:研究者提前终止或者暂停临床试验时,研究者应当及时通知受试者,并给予受试者适当的治疗和随访。研究者未与申办者商议而终止或者暂停临床试验,研究者应当立即向临床试验机构、申办者和伦理委员会报告并提供详细的书面说明。

(3)申办者:申办者提前终止或者暂停临床试验,应当立即告知研究者和临床试验机构、药品监督管理部门并说明理由。

(4)国家药品监督管理局等监管机构也可以终止一项在研的临床试验。

在临床试验中如何保护受试者隐私?

所有临床试验的纸质或电子资料应当被妥善地记录、处理和保存,应当保护受试者的隐私和其相关信息的保密性;临床试验所有资料应只被授权查阅的人查阅,查阅受试者资料的任何一方应按照相关法律法规并采取合理的措施保护其隐私。

如不应将参加临床试验的受试者的姓名全名填写在试验相关的文件中,特别是需向申办者提交的文件中,而只应使用姓名缩写。当受试者的姓名或其他证明身份资料(如就诊医院)被记录在受试者入选表格以及知情同意书中时,应由研究者保存这些文件。一旦入选试验,受试者将被分配给一个唯一的研究编号,这一编号就将作为该受试者的代号被填写在所有与之相关的试验文件上,同时这一编号也决定了该受试者所接受的试验治疗分配。研究者有责任保护受试者的隐私权,申办者将仅能收到带有受试者编号的试验文件。

在临床试验中如何保护受试者?

受试者保护分别从伦理委员会、研究者、申办者等维度体现保护职责。

药物临床试验应当符合《赫尔辛基宣言》原则及相关伦理要求,受试者的权益和安全是考虑的首要因素,优先于对科学和社会的获益。

(1)伦理委员会:伦理审查与知情同意是保障受试者权益的重要措施。伦理委员会的职责是保护受试者的权益和安全,应当特别关注弱势受试者。

(2)研究者:研究者维度的受试者保护,其本质和核心是研究者对试验风险的预判和风险发生后的正确应对和处理。研究者应当给予受试者适当的医疗处置,在受试者同意的情况下,研究者可以将受试者参加试验的情况告知相关的临床医师。受试者可以无理由退出临床试验。研究者在尊重受试者个人权利的同时,应当尽量了解其退出理由。研究者遵循方案、职责和SOP等实施临床试验,监管所有研究人员执行试验方案,并采取措施实施临床试验的质量管理。

(3)申办者:申办者应当采取适当方式保证可以给予受试者补偿或者赔

偿。申办者应当承担受试者与临床试验相关的损害或者死亡的费用以及相应的补偿。申办者提供给受试者补偿的方式方法，应当符合相关的法律法规。

什么是标准操作规程（SOP）？

标准操作规程（standard operation procedure，SOP）是指统一执行一个特定职责的详细的书面指南。申办者必须备有详细描述如何执行临床试验的SOP以供从事药物临床试验的人员遵循。SOP必须不断根据GCP和其他法律、法规要求及时更新。通常SOP中对如何选择研究者、评估临床试验中心、进行监查访视和原始数据的核对等具体试验的执行步骤进行了规定，甚至有的SOP还就监查员发现可疑问题时应如何处理做出明确规定。在稽查过程中，稽查员将检查SOP是否更新以及申办者的药物研究人员是否严格依照SOP进行操作。此外，许多试验中心还备有自己的SOP，用以指导本中心的研究者实施临床试验。伦理委员会也有SOP，规定其成员的组成、申请指南、审查程序、归档要求等内容。

什么是源文件？

源文件是指临床试验中产生的原始记录、文件和数据，如医院病历、医学图像、实验室记录、备忘录、受试者日记或者评估表、发药记录、仪器自动记录的数据、缩微胶片、照相底片、磁介质、X线片、受试者文件，药房、实验室和医技部门保存的临床试验相关的文件和记录，包括核证副本等。源文件包括源数据，可以以纸质或者电子等形式的载体存在。

什么是原始数据核对？

原始数据核对（source data verification，SDV）是将原始数据与记录在受试者CRF中的数据进行核查的一个程序。其目的是提高试验数据记录的准确性并保证试验资料最大限度的可信性。通常由监查员在每次监查访视中进行 SDV。GCP 要求负责 SDV 的人员应可同时查阅到原始数据和 CRF。监查员通常在监查访视前向研究者索要原始数据并准备充足的时间进行 SDV。SDV 一般包括以下内容：

（1）受试者出生年月日、体重、身高以及一般背景资料。
（2）在受试者病历中所记录的参加试验的证据。
（3）受试者签署知情同意书的证据。
（4）是否符合入选/排除标准。
（5）既往病史。
（6）合并用药和伴随疾病的记录。
（7）与试验相关的诊断。
（8）就诊日期和随访日期的核对。
（9）试验检查，特别是有关疗效和安全性评估的检查结果。
（10）不良事件的详细记录。
（11）实验室检查结果。
（12）自动打印的检查、化验报告。
（13）数据改动方法的正确性。

所有严格按照 GCP 要求实施的试验必须进行 SDV。有时需对各个中心的每位受试者的源文件进行 SDV。

75 试验文件应如何保存？

对试验相关文件的保管没有明文规定。有关试验文件的保管，有以下几个原则：

（1）试验方案及其他相关文件为保密文件，应控制可能接触到这类文件的人员。
（2）涉及受试者身份信息的文件和知情同意书，不得提供给申办者。
（3）试验过程中，应保证所有试验相关人员在需要时能及时获得试验的相关文件。
（4）临床试验中心应有试验专用的文件柜和适当的保存场地，如场地变更，需注明相关变更信息。
（5）原始资料需完整/妥善保存。

试验必备文件应保存多长时间?

2020版GCP第八十条中规定,用于申请药品注册的临床试验,必备文件应当至少保存至试验药物被批准上市后五年;未用于申请药品注册的临床试验,必备文件应当至少保存至临床试验终止后五年。

2016年颁布的《医疗器械临床试验质量管理规范》规定试验资料需要保存至试验结束后十年。

什么是不良事件? 什么是不良反应?

不良事件(adverse event,AE),指受试者接受试验用药品后出现的所有不良医学事件,可以表现为症状、体征、疾病或者实验室检查异常,但不一定与试验用药品有因果关系。例如,受试者服药一小时后在回家的路上摔倒,即为不良事件。不良事件可以是任何无益或非预期的体征(包括实验室异常发现)、症状或在药物使用期间伴随发生的暂时性疾病,无论这些情况是否与药物有关。

药物不良反应(adverse drug reaction,ADR),指临床试验中发生的任何与试验用药物可能有关的对人体有害或者非期望的反应。试验用药物与不良事件之间的因果关系至少有一个合理的可能性,即不能排除相关性。

什么是严重不良事件?

严重不良事件(serious adverse event,SAE),指受试者接受试验用药物后出现死亡、危及生命、永久或者严重的残疾或者功能丧失,受试者需要住院治疗或者延长住院时间,以及先天性异常或者出生缺陷等不良医学事件。

79 什么是可疑且非预期严重不良反应？如何上报？

可疑且非预期严重不良反应（suspected unexpected serious adverse reaction，SUSAR），指临床表现的性质和严重程度超出了试验药物研究者手册、已上市药品的说明书或者产品特性摘要等已有资料信息的可疑并且非预期的严重不良反应。

除试验方案或者其他文件（如研究者手册）中规定不需立即报告的严重不良事件外，研究者应当立即向申办者书面报告所有严重不良事件，随后应当及时提供详尽、书面的随访报告。

申办者获知严重不良事件后，应立即对严重不良事件进行全面分析、评估和判断，包括严重性、与试验药物的相关性以及是否为预期事件等。申办者应当将可疑且非预期严重不良反应快速报告给所有参加临床试验的研究者及临床试验机构、伦理委员会、药品监督管理部门和卫生健康主管部门。

研究者收到申办者提供的临床试验的相关安全性信息后应当及时签收阅读并考虑受试者的治疗，是否进行相应调整，必要时尽早与受试者沟通，并应当向临床试验机构与伦理委员会报告由申办方提供的可疑且非预期严重不良反应报告。

申办者需根据可疑且非预期严重不良反应的性质（类别）按以下时限向国家药品审评机构快速报告：

对于致死或危及生命的非预期严重不良反应，申办者应在首次获知后尽快报告，但不得超过7天，并在随后的8天内报告、完善随访信息。

对于非致死或危及生命的非预期严重不良反应，申办者应在首次获知后尽快报告，但不得超过15天。申办者首次获知当天为第0天。

快速报告开始时间为临床试验批准日期/国家药品审评机构默示许可开始日期，结束时间为国内最后一例受试者随访结束日期。申办者在首次报告后，应继续跟踪以随访报告的形式及时报送有关新信息或对前次报告的更改信息等，报告时限为获得新信息起15天内。

化学药品的注册分类有哪些?

化学药品注册分类分为创新药、改良型新药、仿制药、境外已上市境内未上市化学药品,分为以下5个类别:

1类:境内外均未上市的创新药。指含有新的结构明确的、具有药理作用的化合物,且具有临床价值的药品。

2类:境内外均未上市的改良型新药。指在已知活性成分的基础上,对其结构、剂型、处方工艺、给药途径、适应证等进行优化,具有明显临床优势的药品。

含有用拆分或者合成等方法制得的已知活性成分的光学异构体,或者对已知活性成分成酯,或者对已知活性成分成盐(包括含有氢键或配位键的盐),或者改变已知盐类活性成分的酸根、碱基或金属元素,或者形成其他非共价键衍生物(如络合物、螯合物或包合物),且具有明显临床优势的药品。

含有已知活性成分的新剂型(包括新的给药系统)、新处方工艺、新给药途径且具有明显临床优势的药品。

含有已知活性成分的新复方制剂且具有明显临床优势。

含有已知活性成分的新适应证的药品。

3类:境内申请人仿制境外上市但境内未上市原研药品的药品。该类药品应与参比制剂的质量和疗效一致。

4类:境内申请人仿制已在境内上市原研药品的药品。该类药品应与参比制剂的质量和疗效一致。

5类:境外上市的药品申请在境内上市。

境外上市的原研药品和改良型药品申请在境内上市。改良型药品应具有明显临床优势。

境外上市的仿制药申请在境内上市。

 ## 什么是生物制品?生物制品的分类有哪些?

生物制品是指以微生物、细胞、动物或人源组织和体液等为起始原材料,用生物学技术制成,用于预防、治疗和诊断人类疾病的制剂。为规范生物制品注册申报和管理,将生物制品分为预防用生物制品、治疗用生物制品和按生物制品管理的体外诊断试剂。

预防用生物制品是指为预防、控制疾病的发生、流行,用于人体免疫接种的疫苗类生物制品,包括免疫规划疫苗和非免疫规划疫苗。

治疗用生物制品是指用于人类疾病治疗的生物制品,如采用不同表达系统的工程细胞(如细菌、酵母、昆虫、植物和哺乳动物细胞)所制备的蛋白质、多肽及其衍生物,细胞治疗和基因治疗产品,变态反应原制品,微生态制品,人或者动物组织或者体液提取或者通过发酵制备的具有生物活性的制品等。

生物制品类体内诊断试剂按照治疗用生物制品管理。按照生物制品管理的体外诊断试剂包括用于血源筛查的体外诊断试剂、采用放射性核素标记的体外诊断试剂等。

药物临床试验中接触到的基本都属于治疗用生物制品。

治疗用生物制品的注册分类有哪些?

(1)1类:创新型生物制品,指境内外均未上市的治疗用生物制品。

(2)2类:改良型生物制品,指对境内或境外已上市制品进行改良,使新产品的安全性、有效性、质量可控性有改进且具有明显优势的治疗用生物制品。

1)在已上市制品基础上,对其剂型、给药途径等进行优化且具有明显临床优势的生物制品。

2)增加境内外均未获批的新适应证和/或改变用药人群。

3)已有同类制品上市的生物制品组成新的复方制品。

4)在已上市制品基础上,具有重大技术改进的生物制品,如重组技术替代生物组织提取技术;较已上市制品改变氨基酸位点或表达系统、宿主细胞后具有明显临床优势等。

(3)3类:境内或境外已上市生物制品。

1)境外生产的境外已上市、境内未上市的生物制品申报上市。

2)境外已上市、境内未上市的生物制品申报在境内生产上市。

3)生物类似药。

4)其他生物制品。

药 物 篇

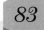
申办者与研究机构之间的临床研究合同中应包括哪些内容?

根据2020版GCP的要求,申办者应当与研究者和临床试验机构就各方职责、权力和利益,各方应当避免的、可能的利益冲突,合同的试验经费、必备文件保存时间、费用和到期后的处理在合同中予以明确。试验经费应当合理,符合市场规律。

此外,合同内容中还应当包括:临床试验的实施过程中遵守本规范及相关的临床试验的法律法规;执行经过申办者和研究者协商确定的、伦理委员会同意的试验方案;遵守数据记录和报告程序;同意监查、稽查和检查;临床试验相关必备文件的保存及其期限;发表文章、知识产权等的约定。如果合同或者协议没有规定,试验方案中通常包括临床试验相关的直接查阅源文件、数据处理和记录保存、财务和保险。

申办方应该如何对试验用药品进行管理?

依据2020版GCP第四十五条,试验用药品的供给和管理应当符合以下要求:

(1)申办者负责向研究者和临床试验机构提供试验用药品。

(2)申办者在临床试验获得伦理委员会同意和药品监督管理部门许可或者备案之前,不得向研究者和临床试验机构提供试验用药品。

(3)申办者应当向研究者和临床试验机构提供试验用药品的书面说明,说明应当明确试验用药品的使用、贮存和相关记录。申办者制定试验用药品的供给和管理规程,包括试验用药品的接收、贮存、分发、使用及回收等。从受试者处回收以及研究人员未使用试验用药品应当返还申办者,或者经申办者授权后由临床试验机构进行销毁。

(4)申办者应当确保试验用药品及时送达研究者和临床试验机构,保证受试者及时使用;保存试验用药品的运输、接收、分发、回收和销毁记录;建立试验用药品回收管理制度,保证缺陷产品的召回、试验结束后的回收、过期后回收；建立未使用试验用药品的销毁制度。所有试验用药品的管理过程应当有书面记录，全过程计数准确。

（5）申办者应当采取措施确保试验期间试验用药品的稳定性。试验用药品的留存样品保存期限，在试验用药品贮存时限内，应当保存至临床试验数据分析结束或者相关法规要求的时限，两者不一致时取其中较长的时限。

药品管理员在接收药品时需要注意哪些方面？

在接收试验用药品时，药品管理员应：
(1)查看接收的药品是否完好，若透明液体需查看是否浑浊。
(2)查看运输过程中运输条件(包括温度和湿度)是否符合方案要求。
(3)需清点接收药品的数量是否与运送清单一致。
(4)核对接收药品的名称、批号、生产日期与已在伦理委员会备案的药检报告的信息是否一致；还有试验用药品特有的试验编号也需核对。

试验用药品的储存要求是什么？

试验用药品必须由主要研究者授权的人员进行管理并做到专人负责。试验用药品需储存在试验方案要求的存储条件下，专人专柜上锁保存，存储柜或存储的冰箱供临床试验专用，确保外观不透明。

试验用药品的记录应注意哪些方面？

GCP要求详细记录试验用药品从生产到被受试者服用或至最终被销毁的全过程。申办者和研究者(或被指定负责发药的药师)应将试验用药品在试验中的使用情况记录并备案。包括药物计数记录的试验备案文件如下：

（1）申办者提供：

1）药物按照GMP标准生产的证书。

2）试验用药品包装、标签、批号以及有效期或再药检日期的详细资料。

3）哪些试验用药品在何时被发放至研究机构哪位保管者处。

4）贮存条件以及运输记录。

5）核查全部用过以及剩余试验用药品数量的记录。

6）剩余试验用药品的销毁记录。

（2）研究机构（负责药师）提供：

1）何时从申办者处收到了哪些试验用药品。

2）按照正确的贮存条件保存药物的文件。

3）发药记录：何时向哪位受试者发放了哪个试验编号的试验用药品。

4）受试者返还试验用药品及包装的数量和编号及时间。

5）试验用药品返还申办者的记录：时间、方式、数量、内容（药名、规格、数量、时间）。

6）有关丢失或未收回试验用药品的详细记录。

7）剩余试验用药品的销毁记录。

88 试验用药品管理中常用记录表格有哪些？

根据2020版GCP第二十三条（二）试验用药品在临床试验机构的接收、贮存、分发、回收、退还及未使用的处置等管理应当遵守相应的规定并保存记录。试验用药品管理的记录应当包括日期、数量、批号/序列号、有效期、分配编码、签名等。研究者或其授权人员应当保存每位受试者使用试验用药品数量和剂量的记录。试验用药品的使用数量和剩余数量应当与申办者提供的数量一致。（三）试验用药品的贮存应当符合相应的贮存条件。

因此，为体现以上信息，试验用药记录表格包括但不限于试验用药品接收表、试验用药品库存表、试验用药品发放和返还表、试验用药品销毁表、试验用药品存储条件记录表。表格中应记录试验用药品的接收、发放、回收和销毁的时间、数量、批号/序列号、分配编码及操作人员签名等。

试验用药品常见的储存条件有哪些？如何定义？

试验用药品常见的储存条件有遮光、避光、阴凉处、凉暗处、冷处、常温、干燥处、阴凉干燥处、密闭、密封。

遮光：是指用不透光的容器包装，例如棕色容器或黑纸包裹的无色透明、半透明容器。

避光：是指避免日光直射。

阴凉处：不超过20℃。

凉暗处：避光且不超过20℃。

冷处：2~10℃。

常温：10~30℃。

干燥处：根据药物储存的湿度要求选择。

阴凉干燥处：不超过20℃且满足试验用药品的湿度要求。

密闭：是指将容器密闭，以防止尘土及异物进入。

密封：是指将容器密封以防止风化、吸潮、挥发或异物进入。

贮存试验用药品的过程中，有哪些注意事项？

（1）试验用药品最好贮存在药房并应由专门指定的药师进行发放。当试验用药品由研究者直接发放时，应将其贮存在安全上锁的地方。药品的贮存条件一定要符合要求，即保证适当的温度、湿度等。申办者应向研究者提供有关试验用药品贮存条件的相关资料。应限制可接触到试验用药品的人员人数。在发药前研究者应给每位受试者开处方。

（2）所有从申办者处收到的材料均应详细记录，这是试验用药品计数的一部分——一项重要的GCP要求。还应详细记录药品发放给每位受试者的情况（哪种包装、什么时间、发给谁）。应指导受试者在每次随访时返还所有空盒和剩余药品，用以评估受试者的依从性。

（3）贮存过程中，应常规进行温度测定并记录结果。这可以向申办者和管理当局证明试验用药品保存良好。

（4）按照试验用药品的保存条件，存放在相应的环境中。

（5）试验用药品贮存过程中，要检查药品的有效期。

（6）定期盘点库存，保证账物相符。

（7）按照专业和项目贮存，标识清楚。

如何准备试验用药品的标签？

试验用药品的包装和标签由申办者负责提供。标签上需注明"仅供临床试验使用"字样，此外应根据试验方案的要求标明药品编号、试验随机号、单位包装数量、服用方法、贮存条件、药品失效或再检测日期以及生产厂家等。在双盲试验中，试验用药品与对照药的包装及标签应一致。

对于全球多中心临床试验，在境外已上市、境内未上市的药品能否作为临床试验的对照药？

境外已上市、境内未上市的药品可以作为临床试验的对照药。2016年7月1日，原国家食品药品监督管理总局发布《关于研制过程中所需研究用对照药品一次性进口有关事宜的公告（2016年第120号）》提出：药品研发机构或药品生产企业在研究过程中，对已在中国境外上市但境内未上市的药品，拟用于下列用途的，可申请一次性进口：（一）以中国境内药品注册为目的的研究中用于对照药品的制剂或原料药。（二）以仿制药质量和疗效一致性评价为目的的研究中用于对照药品的化学药品制剂或原料药。

对于BE试验，试验用药品留样有哪些要求？

2020版GCP第二十一条规定，研究者应当对生物等效性试验的临床试验用药品进行随机抽取留样。临床试验机构至少保存留样至药品上市后 2 年。临床试验机构可将留存样品委托具备条件的独立第三方保存,但不得返还申办者或者与其利益相关的第三方。

94 为什么回收使用过的试验用药品包装非常重要?

使用过的试验用药品包装,无论是空的、部分使用或全部未用的,作为核查药品曾经被发放以及受试者依从性的证据,必须在试验结束后全部回收。新法规甚至要求必须保存所有未使用的剩余试验用药品直至完成试验总结报告,以便管理当局对试验用药品计数进行核对。如果为长期研究,管理当局会接受稽查后的有关药品返还情况的报告并允许在试验总结报告完成前销毁。无论何种情况,均要求研究者回收每位受试者用完及未用完的试验用药品包装。

95 什么是二次揭盲?如何进行二次揭盲?

试验方案中,当试验组和对照组按照 1∶1 比例设计时,一般采用二次揭盲法。

二次揭盲由保存盲底的有关人员执行。试验数据经过盲态审核并认定可靠无误后将被锁定。第一次揭盲是在数据锁定后进行,此次揭盲只列出每个病例所属的处理组别(如 A 组或 B 组),而并不标明哪个是试验组,哪个是对照组。生物统计学专业人员将数据输入计算机,与数据文件连接后进行统计分析。当统计分析结束后,在临床试验总结报告上进行第二次揭盲,以明确各组受试者所接受的治疗药。

药　物　篇

96　什么是紧急破盲表？破盲表应如何保存？在什么情况下允许破盲？

紧急破盲表是由申办者提供的一份包含有每位受试者试验治疗分配的密封文件，它与随机表一起可以保证减少试验中可能产生的偏差以使试验结果更为管理当局以及决策者所接受的作用。

除了有密封信封式盲表以外，现在较多使用的是可刮式的卡片式盲表、受试者电子盲底等多种形式。破盲盲底一式两份，一份由研究者保管，另一份保留在申办者处。

在整个试验期间，除非有必要的医疗原因，研究者不可随意揭盲，而且在试验结束后申办者会要求将全部盲表收回。只有当受试者安全出现紧急情况，如发生 SAE 时，只有必须获知受试者所用药品才能给予施救，研究者方可紧急揭盲以便了解受试者的试验用药情况，以保证对受试者提供正确的医疗救治（紧急破盲或拆封应急信封应谨慎并保证理由足够充分）。一旦揭盲，该受试者应立即退出试验，同时研究者应立即将此情况通告监查员，并在 CRF 中的"受试者提前退出页"中详细记录破盲的相关资料，包括破盲时间、原因、试验治疗、救治情况等。

97　什么是脱落病例？

所有签署了知情同意书并筛选合格进入临床试验的受试者，均有权随时退出临床试验。无论何种原因退出，只要没有完成所规定周期的受试者，都为脱落病例。

98　脱落病例如何处理？

当受试者脱落后，研究者应尽可能与受试者联系，完成所能完成的评估项目填写试验结束表,尽可能记录最后一次服药时间。对因不良事件造成的脱落,研究者应持续跟踪,直至受试者恢复正常或基线水平或病情稳定或失访。若经研究者判断该不良事件与试验用药品有关,研究者必须记录在 CRF 表中并通知申办者。

谁应该负责试验的统计分析?

当试验全部结束后,监查员会将病例报告表的原始页(无碳复写的第一页)收回,随后,试验数据将由生物统计学家按照试验开始前制定的统计计划输入数据库并进行统计分析。所有服用了试验用药品的受试者将被进行意向治疗分析(intention to treat analysis, ITT)。生物统计学家将提供正式的统计报告,汇报统计结果并附全部数据表格。此份报告将被整合到最后的临床试验总结报告中。

谁负责撰写试验总结报告?

试验总结报告为试验完成后的一份详尽的总结,包括试验方法与材料、结果的描述与评估、统计分析以及最终所获得的鉴定性的、合乎伦理道德标准的统计学和临床评价报告。通常该报告应由研究者撰写,如为多中心临床试验,则应在项目总 PI 负责下完成。如由申办者或申办者委托 CRO 撰写报告,其总结报告应经研究者全面审核并在定稿上签字并注明日期,以确保报告全部内容的真实性和准确性。

什么是稽查?

稽查,指对临床试验相关活动和文件进行系统的、独立的检查,以评估确定临床试验相关活动的实施、试验数据的记录、分析和报告是否符合试验方案、标准操作规程及相关法律法规的要求。

稽查员的职责是什么?

稽查员(auditor)应为由申办者指定的、有资格且独立于申办者药物临床试验管理团队之外的人员,以确保其所做评估的客观真实性。稽查过程在很大程度上是重复监查员的工作,其目的是最大限度地减少试验中产生错误的可能性,保证试验结果的可信性。

ICH GCP 稽查程序有哪些?

(1)申办者应确保对临床试验/系统的稽查工作在稽查内容、稽查方法、稽查频率及稽查报告的格式及内容等方面按照申办者书面程序进行。

(2)申办者对一项试验稽查的稽查计划和程序应以向管理当局提供的试验重要性、受试者的数目、试验的类型和复杂性、对受试者的危险程度和可能出现的任何特定问题为指南。

(3)稽查员的观察和发现应备案。

(4)为保证稽查工作的独立性及其价值,管理当局不应常规要求稽查报告。当存在严重违反 GCP 的证据时,或在诉讼过程中,管理当局可以根据具体情况要求稽查报告。

(5)如现行法律、法规要求,申办者应提供稽查报告。

常见的稽查对象是谁?

通常稽查的对象可以是申办者的总部或分公司,CRO 或临床试验中心。

105 什么是检查?

检查是指药品监督管理部门对临床试验的有关文件、设施、记录和其他方面进行审核检查的行为。检查可以在试验现场、申办者或者合同研究组织所在地,以及药品监督管理部门认为必要的其他场所进行。

106 药品注册现场核查的目的是什么?

药品注册现场核查(药物Ⅱ、Ⅲ期临床试验)的目的主要是通过对药物临床试验现场核查的原始资料进行数据可靠性的核实和/或实地确证,检查药物临床试验现场核查的合规性,核实相关申报资料的真实性、一致性。

药物临床试验现场核查,是对注册申请资料中的临床试验情况进行现场核查,主要对研究者承担职责情况,包括执行试验方案、数据记录和结果报告等方面进行核查。必要时可对合同研究组织或临床试验用药品制备条件及情况进行现场核查,对临床试验用药品进行抽查检验。

107 药物临床试验现场核查中会对哪些数据进行溯源?

根据 2020 年 5 月 22 日国家药品监督管理局食品药品审核查验中心发布的《药品注册核查实施原则和程序管理规定(征求意见稿)》中《药品注册核查要点与判定原则(药物Ⅱ、Ⅲ期临床试验)(征求意见稿)》要求临床试验现场核查中对以下数据进行溯源:

(1)核查病例报告表中入组、知情同意、病史或伴随疾病访视、用药医嘱、病情记录等信息与试验原始记录及 HIS 系统的关联性和一致性。

(2)核查试验原始记录、HIS 系统中的合并用药(方案规定禁用/非禁用)/

治疗的记录与病例报告表、总结报告的一致性,并记录漏记合并用药/治疗的具体情况。

(3)核查病例报告表中的检查数据与检验科实验室信息系统(LIS 系统)、影像科影像归档和通信系统(PACS 系统)、心电图室、内镜室信息系统中检查数据是否一致。

108 FDA会来中国检查吗?

美国 FDA 不仅对在其国内进行的临床试验要检查,而且会对在美国提交注册申请时提交的所有临床试验的数据的可靠性进行检查。当然中国也不例外,随着国内企业向美国出口产品的增加以及许多跨国公司将在中国开展的临床试验数据用于支持在美国的新药申请(new drug application, NDA),在中国开展的临床试验中心越来越多地受到 FDA 的审查。为此, FDA 已在中国办事处设立专门的检查员岗位来从事这种检查。

109 FDA 或 NMPA 是如何选择临床试验检查对象的?

在通常情况下, FDA 或 NMPA 在确定临床试验检查对象时,一般会重点关注下列试验项目:

(1)入选病例数多者。

(2)以前有不良记录的研究者。

(3)试验结果令人怀疑者,如试验结果(安全性、有效性)与其他研究者不同。

(4)对并非多发的某种疾病有不切实际的入选人数者。

(5)同时参加多项临床试验的研究者。

(6)临床试验超出其专业范围的研究者。

研究者需预留时间和所有的试验相关原始文件以待检查。研究者在接到通知后应与申办者事先联络,准备检查相关事宜。

应该指出的是,官方检查人员只是在做常规工作,他们不是警察,更不是对研究者不信任。监查与稽查以及检查是为保证临床试验的正确实施,保证严格执行 GCP 法规,目的是提高临床试验的规范性、所收集数据与报告的可靠程度。

FDA 检查中发现的常见问题有哪些?

根据问题出现的频率,一般包括:
(1)违背试验方案的操作。
(2)漏报合并用药。
(3)漏报不良事件或不良事件的报告不规范。
(4)试验记录不全面、不准确。
(5)试验用药品分发记录不全。
(6)没有获得伦理委员会批准。
(7)未按正确方式进行知情同意或受试者知情同意书缺失,日期、签名有误。
(8)药品计数不全。

有哪些检查类型?

根据国外惯例和 WHO 及 ICH GCP 的要求,对临床试验的现场检查可根据检查的目的不同分为两大类:其一,针对试验机构的,即机构检查。其二,针对申报新药注册的临床试验项目的,即试验项目检查(或核查)。

机构检查(facility inspection)既包括以药物临床试验机构资格认定或备案为目的的现场检查,也包括对获得药物临床试验机构资格后的医疗机构跟踪检查和定期复查工作,还包括对试验机构开展临床试验规范化程度的常规监督检查。

试验项目检查(study inspection)的主要目的是针对正在进行或已经完成的药物临床试验实施的现场检查或核查,以确定或证实一项或多项药物临床试验的实施过程,包括实施的条件和人员、受试者的入选、试验的开展、数据的记录、分析、报告是否符合 GCP 及其他法规。例如《药品注册管理办法》的要求，是否遵循经药品监督管理部门和伦理委员会批准的试验方案及试验机构的各项SOP，所提交的临床试验报告是否和原始数据一致。根据需要，项目检查可以在试验单位、申办者或CRO所在地进行。

机构检查和项目检查的侧重点有何不同？

机构检查和试验项目检查的内容原则上讲没有本质的区别，大部分内容是相似的，但是在侧重点上应有所区别。前者注重的是试验机构的软硬件的整体性和普遍性，而后者的重点主要针对某个试验项目或几个试验项目的开展过程中对GCP的符合性，更注重特殊性和专一性。当然，如果在试验项目检查过程中发现了整个机构在临床试验中存在的普遍性问题时也应当紧抓不放，一查到底，转为机构检查。而在机构检查过程中如发现尽管该试验机构整体情况良好，但是某一项试验或几项临床试验存在较大的问题时，也可以马上将检查的重点放在该项或几项试验上。所以说两者又是紧密联系在一起的。

常见检查有哪几种方式？

根据检查是否可预期分为：
（1）定期检查：即每间隔一定的时间检查一次，国际上多数国家一般对试验机构每两年检查一次。
（2）有因检查：有因检查是针对临床试验过程中或药品注册审评过程中发现的问题或怀疑可能存在问题的试验项目或单位的现场调查和取证的过程。主要包括如下情况：①受试者入选率过高或过低。②试验机构同时承担过多的试验项目。③提交的新药注册资料中安全性和有效性结果超常。④申办者及其他任何第三方反映承担单位存在严重违反GCP的行为。⑤在临床试验过程或申报资料中涉嫌违规的单位。⑥承担或申办临床试验项目的单位存在不良记录史等。

根据检查实施时是否提前通知被检查单位可分为通知检查（提前通知被检查单位的检查）和飞行检查（即预先不通知被检查对象的突然检查）。

什么情况下采取什么样的方式可以根据检查的类型和目的而定。日常的监督检查或以机构资格认定或备案为目的的检查一般采取提前通知的方式，以便被检查方做好必要的准备。对试验项目的有因检查可根据不同情况采取提前通知、限期通知（如仅提前一天通知）或飞行检查的方式，而对严重涉嫌违规的试验项目则一般采取飞行检查的方式。

114 什么是数据锁库？

数据锁库是指在盲态审核并认为所建立的数据库正确无误后，由主要研究者、申办者、生物统计学专业人员和保存盲底的有关人员对数据库进行锁定，此后，对数据库的解锁和改动只有在以上几方人员的书面同意下才能进行。

115 CRO 是什么？

CRO 是合同研究组织（contract research organization）的英文简称。定义为由申办者签约授权的可行使与一个或多个申办者试验有关的职责及功能的个人或组织（商业机构、学术机构等）。

116 CRO 的责任是什么？

申办者可委托 CRO 来组织并实施临床试验。通常 CRO 可以是一个小型、中型或大型的公司。大型的 CRO 通常有数千名员工来承担所有与试验有关的活动，如撰写试验方案、选择研究者、试验监查、准备试验文件、数据处理、结果分析和准备试验总结报告。一些跨国 CRO 能够组织多国参与的国际多中心临床试验。当由 CRO 代表客户实施临床试验时，研究协调员通常直接和 CRO 联络。有时申办者的代表会和 CRO 的监查员一起进行临床试验中心的访视，以确保 CRO 按照要求正确地执行其职责。

117 SMO 是什么的缩写？

SMO 是临床试验现场管理组织（site management organization）的英文首字母缩写。通常定义为协助临床试验机构进行临床试验具体操作的具有管理经验的专业商业机构及现场管理工作的核查机构或组织。

118 在中国 SMO 目前可以做哪些工作？

（1）培训管理临床研究协调员（CRC）。
（2）接受委托向临床试验中心派遣 CRC 并对其工作质量进行管理。
（3）协助临床试验中心建立临床试验管理体系。
（4）提供临床试验中心的调研与咨询服务，推荐主要研究者。
（5）协助各临床试验中心进行电子化数据管理。
（6）与临床试验中心合作管理临床试验。
（7）其他申办者或研究机构委托的业务。

119 临床研究协调员是谁？可否由申办者直接委派？他们参与临床试验工作应遵循的原则是什么？

临床研究协调员（clinical research coordinator，CRC），是指经主要研究者授权在临床试验中协助研究者进行非医学判断的相关事务性工作，是临床试验的参与者和协调者，是研究团队中的一员。2020版GCP第三十七条（一）申办者负责选择研究者和临床试验机构，第十六条（六）研究者和临床试验机构授权临床试验机构以外的单位承担试验相关的职责和功能应当获得申办者同意。同样，因CRC服务于研究者，作为研究团队中的一员可以由申办者聘用，也可以由研究者和研究机构聘用,但后者需要申办方同意。

CRC 参与临床试验工作应遵循的原则如下:首先,CRC 应遵循 GCP、ICH GCP 及其他相关的法律法规,符合自己的执业范围。其次,应遵循行业规范。做到"三个坚决不做"和"三个依从",与医学判断相关的工作坚决不做;损害受试者权益、泄露受试者隐私的事情坚决不做;伪造数据、弄虚作假的事情坚决不做。应依从试验方案,依从临床试验相关的标准操作规范(SOP)、依从研究机构的相关规定。再次,应遵循与研究机构签署的 CRC 服务合同的相关内容。

120 CRC 的主要工作内容是什么?

为减轻研究者工作负担,保证临床试验的质量,CRC 可接受授权,在临床试验不同阶段承担非医疗行为的工作。

(1)临床试验准备阶段:

1)接受申办者 CRA 培训,掌握试验方案。

2)确认试验物资交付情况。

3)协助确认试验各方职责。

4)提供启动会支持、协助启动资料准备。

(2)临床试验实施阶段:

1)协助研究者筛选受试者(协助由医院病例筛选受试者)。

2)协助研究者完成受试者知情同意书的签署。

3)协助受试者入组登录,熟悉临床试验过程。

4)协助进行受试者随访日程管理,提醒受试者随访日期。

5)帮助受试者完成临床试验相关的检验。

6)受试者随访时,协助确认受试者用药情况、不良事件发生情况、按照试验方案回收试验药物和包装。

7)帮助受试者预约需要的辅助检查。

8)确保试验用药品和试验设备的供应。

9)协助不良事件的报告。

10)填写病例报告表(CRF),保证临床试验数据及时填报。

11)管理试验资料、数据。

12)提供原始数据配合申办者 CRA 的监查或申办方的稽查。

（3）临床试验结束阶段：

1）配合申办方、临床试验机构的项目稽查及 NMPA 的检查。

2）保证试验文件完整且被妥善保管和归档。

3）确保原始资料不丢失、不被提前销毁。

121 CRC 将如何为监查员的监查做准备？

为使监查员的监查更有效率，CRC 可在其监查前做一些简单的准备工作。

（1）提前进行沟通，有无特别关注的事项；有无需要特别约见的研究者，以便提前沟通预约；中心的监查流程有无新的要求。

（2）准备好所有试验文件和往来通信记录。

（3）检查全部应完成的 CRF 是否填写完整、字迹清晰、改正方法符合要求；在有疑问的病例报告页上做标记。

（4）确保获得了所有受试者的知情同意书并备案。

（5）准备好所有入选患者的病例以便进行 SDV。

（6）检查并准备好所有受试者退回的试验用药品包装和剩余药物以供核对，澄清药物包装和剩余药物未被退回的原因。

（7）确认未用的试验用药品总量以便在适当的时间要求药物再供应。准备好盲表以供检查。

（8）检查是否报告了所有不良事件且备案，并与监查员讨论新发生的不良事件。

（9）估计近期的入选速度，监查员非常关心近期内可能会有多少受试者入选试验。

（10）把监查员监查的日期通知其他试验相关人员（研究者、药师和实验室人员等），并确认他们有无时间接待监查员。

（11）协调安排适当的地点，以便监查员进行原始数据的核对等工作。

122 助理研究者应在 CRF 上核对哪些内容？

为减少监查员和研究协调员在监查随访中对 CRF 的更正时间，Sub-I 应定期对 CRF 进行简单核对。其核对内容如下：

电子病例报告表（eCRF）系统是否及时填写，有无缺项，核对 eCRF 数据是否与原始资料（实验室检查结果、心电图、药物随机等）一致。

（1）纸质 CRF 核对每页 CRF，确保填写完整，与研究者一起核对空缺或字迹不清处。

（2）核对每处改动是否符合 GCP 要求。

（3）核对每页记录受试者身份代码和随访日期的标头处有无空缺项。

（4）核对所有不良事件是否被完整记录。如发生 SAE，还应检查 SAE 表格是否填写完整。

（5）核对所有合并用药的情况是否被详细记录，包括商品名、通用名、剂量、用法和服用开始/结束日期。

（6）核对所有原始记录（实验室检查结果、心电图等）是否均与 CRF 一起正确保存。

123 可否在试验过程中更改知情同意书的内容？

当在试验过程中收集到试验用药品的新信息或试验流程发生改变，这些信息有可能影响受试者是否继续参加试验的意愿时，应更新知情同意书和患者须知。请切记，在开始使用更新版本之前，必须获得伦理委员会的书面批准并在试验文档中备案。

新版本知情同意书获得伦理委员会书面批准后，未结束随访的受试者均应重新知情。当更新的内容是有关新发现的药物不良反应时会引起两个问题：第一个问题是已入选的受试者可能会重新考虑是否继续参加试验。这时，伦理委员会应当根据新信息的性质，决定是否立即让受试者回访或等待下一次就诊时再向受试者告知新信息。为此，受试者应在入选前即被告知如果试验中出现无法预计的新发现需要他重新考虑继续参加试验的可能性，这样可减少这种问题出现时的麻烦。第二个问题是在旧的版本已过时不能用于入选受试者，而新的版本又未获得伦理委员会批准时，患者的入选会有暂时的停顿。此时，应督促伦理委员会尽快审阅批准新版内容。如因试验流程改变等非安全性相关原因更新版本，对于已结束治疗的随访期受试者可以电话告知，尽量争取其返回中心重新签署新版知情同意书，对于拒绝返回的受试者，研究者在新版知情同意书如实记录该过程，研究者签字存档即可。

124 什么是多中心临床试验？

多中心临床试验是由多个研究者按照同一个试验方案在不同临床试验中心和单位同时进行的临床试验。多中心临床试验有更多研究者和受试者参与，涵盖的面广，可以避免单一中心研究可能存在的局限性，因而所得结论可有较广泛的意义，可信度较大。此类试验都会由申办者指定一位主要研究者总负责，以协调各中心之间的工作，确保每个中心严格依照同一个临床试验方案实施。大型的多中心临床试验由于研究者人数众多，必然增加了结果出现偏差的可能性。因此，召开全体研究者大会统一受试者入选、排除标准和评估方法对于减少偏差的产生至关重要。由于每个中心的入选速度不同，为避免因有的中心入选受试者太多而引起的偏差，每个中心应保证按所分配的受试者人数入选。如果是竞争入组，应在方案中说明，以便统计和数据管理单位提前采取减少偏差的应对措施。

125 临床试验通常分为几期？

根据2020年7月1日施行的《药品注册管理办法》，药物临床试验分为Ⅰ期临床试验、Ⅱ期临床试验、Ⅲ期临床试验、Ⅳ期临床试验以及生物等效性试验。

Ⅰ期：研究与评估药物用于人体的耐受性、药代动力学及初步的药效学（如可能）的临床试验；是首次用于人体受试者的临床试验，将新药试用于少数健康受试者（肿瘤等类试验除外）。受试者均经过严格挑选，避免入选任何正在患有疾病或正在服用禁止合并服用的药物的受试者。本期试验的主要目的是确定新药的人体药物代谢动力学、药效学和毒理学数据。

概念验证试验（proof of concept, PoC）是当前不少制药公司采取进行药物开发的一个关键步骤。PoC试验应能产生足够的数据以支持企业有信心开展下一步的临床开发计划。通常PoC试验是一些小规模的探索性临床试验，试验在已了解的疾病生物学路径或靶患者群中进行。这些试验的目的是对某项特殊治疗有临床相关作用并通过已知某特定条件或疾病作用机制对患者有明显的治疗益处的假设进行验证。PoC试验还可以早期发现化合物在开发过程中安全性及其他问题。另外，这些试验数据可加快相似靶点其他新适应证的开发。一项PoC试验的阳性结果不一定确保最终成功开发一个新药，但这一过程是从研究成果向开发新药转化的里程碑。

Ⅱ期：针对特定适应证人群开展的初步评估药物疗效和安全性的临床试验；是首次用于患有新药治疗适应证的受试者的临床试验。本期仅可根据试验方案中的入选/排除标准进行严格筛选，入选少数患者，其目的是确立合适的治疗剂量，确定量效关系，评估风险获益比，探询新药配伍并为下一步试验建立方法学依据。同时，会在本期研究结束时评估新药的商业潜质。

Ⅲ期：在获得初步安全有效性证据之后开展的具有良好对照及足够样本的临床试验，用以评价研究药物总体风险获益特征，进而支持药物上市的确证性临床试验；属于大型临床试验用以评价新药的疗效和安全性。本期试验的主要目的是获得足够的证据以向管理当局申请新药上市许可的批准。对特殊患者群（如老年患者）的试验也在这一期中进行。

Ⅳ期：创新药和改良型新药上市后应用研究阶段。其目的是考察在广泛使用条件下药品的疗效和不良反应，评价在普通或者特殊人群中使用的风险与获益关系以及改进给药剂量等。在新药获准上市后进行的进一步临床试验，包括与竞争产品的对比试验和上市后的监测试验。本期通常为对新药的疗效和安全性进行再评价的大规模（从数百个研究者入选数千名受试者）的临床试验。这有助于发现罕见的药物不良反应以及提供新药在实际临床应用中的数据。有时，扩大新药适应证的临床试验也被称为Ⅳ期临床试验，但有些公司称之为Ⅲ期A类临床试验。进口注册临床验证试验被有些公司称之为Ⅲ期B类临床试验。

生物等效性试验：是指用生物利用度研究的方法，以药代动力学参数为指标，比较同一种药物的相同或者不同剂型的制剂，在相同的试验条件下，其活性成分吸收程度和速度有无统计学差异的人体试验。为证明受试制剂中药物的吸收速度和吸收程度与参比制剂的差异在可接受范围内而进行的药物临床试验研究工作。

每期临床试验中包括什么类型的研究？

临床试验的分期和新药研发的时间顺序相关联。在应用于人类的新药研发过程中主要有四类研究,分别为人类药理学、治疗探究、治疗确认和治疗应用研究。每种类型所进行的研究与试验阶段有关。Ⅰ期临床试验中,应用人类药理学研究评估人类受试者第一次使用新药的毒理、药物代谢动力学和药效学。Ⅱ期临床试验中,应用治疗探索试验评估量效关系和危险利益比率,这可用于评价试验设计、终点和疗效评估方法并可为小范围患者群中应用新药提供疗效和安全性方面的基本资料。Ⅲ期临床试验中,将通过大量入选患者以评估新药的临床疗效和安全性,以向管理当局提供足够的证据证明新药安全有效。治疗应用研究主要在Ⅳ期试验中使用,包括与其他产品的比较研究、大规模上市后的调查研究以及目的在于进一步向医师提供新药信息的临床试验。这四类研究可以在各期临床试验中交叉应用。例如,当申办者在新药上市后想进一步研究能否在肝功能不全的患者身上应用新药时,将应用人类药理学研究评价新药对肝功能损害患者的药物代谢动力学和药效学。生物等效性试验是为证明受试制剂中药物的吸收速度和吸收程度与参比制剂的差异在可接受范围内而进行的药物临床试验研究工作。对提升我国制药行业整体水平,保障药品的安全性和有效性,促进医药产业升级和结构调整,增强国际竞争能力,都具有十分重要的意义。

各期试验通常应由哪些人员来主持?

Ⅰ期临床试验或生物等效性试验一般由临床药理学专家(clinical pharmacologist)主持,而Ⅱ~Ⅳ期临床试验应当由临床医师主持。

什么是受试者识别代码?

受试者识别代码是由研究者分配给每位试验受试者的独特的识别号码,用来在研究者报告不良事件和/或其他试验相关数据时代替受试者姓名,以保护受试者身份。

129 什么是盲法试验？

盲法是指在整个试验过程中，研究者、受试者、统计师、监查员对每位受试者的治疗用药情况均保持未知，以防止对试验治疗的评估产生主观偏差。临床试验可分为双盲、单盲和开放3种：

（1）双盲是指所有参与试验的人员对试验治疗的分配均保持未知。由于此类试验可完全避免对结果分析产生主观偏差，因此成为临床试验设计的金标准，并为管理当局所认可。当对照药与试验用药品的外形不一致（如片剂与胶囊）时，应使用双模拟技术来保证双盲设计。

（2）单盲是指仅让受试者（通常也包括发药者或配药者）对治疗组别分配保持未知，而对试验结果进行评估的人员（研究者、统计师等）可以明确知道的一种情形。故这类试验的结果多可能带有一定的偏差性。另一种单盲是指除了让受试者未知，因试验用药品无法针对配药护士或配药药师设盲的，需要通过设置非盲护士或非盲药师来完成单盲试验，这种情况下，申办者/CRO还要设置非盲CRA监查非盲的操作。

（3）开放试验是指试验的治疗分配对所有试验参与者均不保密，故其设计包含了较多的偏差，在评估其结果时应十分小心。

130 什么是随机？

在对照试验中如果试验用药品被交替地分配给受试者，研究者很可能会猜到治疗结果并因此导致试验结果的偏差。通过对试验治疗的随机分配可避免研究者预知试验治疗的结果。最简单的制造随机程序的办法就是用计算机产生一个序列随机编码。在大型试验中，偶尔会发生连续几个受试者被分配了相同试验治疗的情况。这时，如果试验提前结束，就会导致每个治疗组患者数目的不均衡。为了避免这种情况的发生，应进行分段（block）随机，即每个随机段每个治疗组中包括相同的受试者人数（如以6分段随机时，每6个人中一定有3个在治疗组，有3个在对照组）。这样可以确保当试验在任何时间提前终止时，接受每组治疗的受试者入选基本相同（实际上，当试验结束时如果入选了6的倍数的受试者，两组的人数一定相同）。因此，在多中心临床试验中，为了保证每个中心内和各个中心之间的组间均衡性，每个中心均应分配至少一个随机段的随机码。

什么是平行组试验？

平行组试验是指每个受试者仅被分配接受一种试验治疗的试验设计。例如，在包括两个治疗组 A 和 B 的试验中，每个受试者要么接受治疗 A，要么接受治疗 B。

什么是交叉试验？

在比较两种治疗 A 和 B 的交叉试验中，每个受试者都会随机地被分配先接受 A 或 B 治疗，在规定的一段时间间隔后，再接受相同治疗期的另一种治疗。虽然这种交叉设计比平行组设计节约了一半数量的受试者，但却也存在一些不足。首先，治疗期延长了一倍。其次，这种设计仅能用于一段时间内相对稳定的适应证。在每种治疗开始时受试者的临床状况应基本相同（如果患者 A 和 B 的临床状况存在差异就有问题）。最后，第一阶段的治疗作用有可能影响第二阶段的治疗，造成对结果评估的困难。

什么是双盲双模拟技术？

在双盲试验中，如果两种试验用药品的外观（颜色、形状、大小或剂型）不同时，应使用模拟药物，即与两种试验用药品外观相同的安慰剂来保证双盲设计。两药为甲、乙，一组受试者服药物甲、安慰剂乙，另一组反之。这样，每个受试者会同时服用一个有效试验用药品和一个外观与对照药相同的安慰剂。即每人服用两种试验用药品，但其中只有一个为有活性成分的试验用药品，另一个为对照治疗的安慰剂。但无论研究者、受试者和数据分析者均对试验治疗保持未知。

什么是导入期和洗脱期?

导入期是指在开始试验用药品治疗前,受试者不服用试验用药品,或者服用安慰剂的一段时间。设计导入期的目的如下:

(1)使机体清除可能影响试验结果的既往治疗用药。如果患者在入选前服用了与试验用药品相似的药物,为保证不影响对试验结果的评估,应设计一段时间的导入期使既往用药排出体外。

(2)可用来确定患者的入选资格。一些检查(如为确诊原发性高血压需间隔一定时间多次测量血压,又如检查患者可否按时服药以确保试验开始后良好的依从性)需要一定的时间才能得出结果用以确定患者是否符合入选标准。

(3)给予对患者进行基线检查所需的时间。例如,计数导入期中心绞痛或哮喘的发作次数以便与试验治疗开始后的发作次数相比较。

导入期和洗脱期经常被混淆。洗脱期是指在交叉设计的试验中,在第一阶段治疗与第二阶段治疗中间一段不服用试验用药品,或者服用安慰剂的时期。洗脱期可使患者在服用第二阶段的试验治疗开始前使机体排除第一阶段服用的试验用药品产生的影响。换言之,导入期是为了洗脱期试验前可能服用的其他药物,洗脱期是为了清洗前后两个试验阶段间的药物。

什么是急救药物?

在某种情况下,有必要在试验中向每位受试者提供额外的标准用药,以备在试验用药品疗效不足时用来缓解受试者症状。这即称为急救药物(rescue medication)。下面是一个急救药物的例子。

在安慰剂导入期,向心绞痛患者提供 GTN 喷雾以备在患者发生心绞痛时用于缓解症状。这时,需将患者将急救用药的情况记录在患者日记中。

136 什么是生物标志物?

生物标志物(biomarker)一般是指可供客观测定和评价的一个普通生理或病理或治疗过程中的某种特征性的生化指标,通过对它的测定可以获知机体当前所处的生物学过程中的进程。检查一种疾病特异性的生物标志物,对于疾病的鉴定、早期诊断及预防、治疗过程中的监控可能起到帮助作用。寻找和发现有价值的生物标志物已经成为目前研究的一个重要热点。生物标志物可以是可测量的特征,如身高;蛋白质的数量变化,如mRNA或DNA的水平;容易测量的临床参数,如BCR-ABL置换等。

137 什么是替代指标?

替代指标(surrogate marker)是以流行病学、治疗学、病理生理学等为基础,能够预测或最大可能地预测临床获益。根据其定义,如果治疗干预对替代指标有所改善,那么同时也意味着其对临床结局也有改善。例如,一些临床试验已经证明某些药物具有降低血压的作用,如今已有数百万人服用药物来治疗高血压。高血压也被公认为是心血管疾病的替代指标,意即新药物在临床试验时若证实能有效降低血压,即可作为药物注册申请时的一项临床药物疗效证明(clinical endpoint)。血压作为替代指标的优点在于测量容易、成本低廉,因此新药可依此替代指标之疗效较快获得药物上市许可,而不需长时间观察其是否对长期、发生频率较低的临床症状(例如心脏病发作)有实际影响才批准上市。

138 什么是转化研究?

为改善人类健康,科学发现必须被转化为实际应用。这样的发现典型的是从基础研究的实验台开始,科学家在分子或细胞水平研究疾病然后再转化到临床的实际应用中或称为患者的床旁（bench to bedside），这被称之为转化研究（translational research）。

科学家越来越意识到这种从基础研究向临床应用的方法是双向过程。基础科学家为临床医师提供新的治疗手段并评估其影响，临床试验者对疾病本质及进展的新观察常常带来科学家的新设想。

转化研究就是希望将生物医学研究的关注点放在如何将实验室的研究发现转化导向为有利患者诊断、治疗方法的提高上。实现这一战略的重要手段就是实践多学科交叉的新概念。

转化研究已被证明是临床试验的驱动力，而基础研究力量雄厚的研究团队可以加强并加快临床试验的开发。

139 什么是转化科学？

转化科学（translational science）可以被定义为运用生物医药研究成果（临床前及临床）以支持药物开发的过程，即帮助确认适当的患者（选择患者），在临床试验中确定合适的剂量和给药时间（给药方案），检测某个备选治疗药物最适宜的病症（疾病领域）。最令药理学家振奋的研究领域就是让他们看到其研究假设已被转化为临床测试。简言之，一旦筛选出有成药潜力的备选药物，在企业及学术界的转化，科学家要回答的问题如下：

（1）该备选药物对哪种疾病有效？通过无数临床前人类疾病模型的测试可以提供一些研究方向。

（2）根据分子特点及临床前模型得到的数据，何时给药可以获得最大的治疗作用而毒性最小？

（3）能否利用药效学的"生物标志物"测定化合物是否如动物实验所见阻断或刺激靶受体或某种酶？人们试图调节的靶细胞表型如何发挥调节作用？诱导这种表型改变是否达到对患者的治疗益处，何种剂量在患者身上起效？

（4）能否在特定疾病谱中确定备选药物治疗的人群，例如，是基因突变还是蛋白靶受体或酶的表达过度或不足？

（5）如果备选药物作为第二或第三个市场上正在开发的药物，如何区分备选药物药理学特点上的优势以鼓励管理部门、医师和患者同意测试？

什么是转化医学?

转化医学(translational medicine)是转化科学的继续,即生命医学群体从实验室的研究发现进入临床实践再到诊断和治疗患者。

转化医学通常是"分子医学"和"个体化医学"的同义词,两者用于定义将实验室发现的分子知识用于临床治疗的过程。

目前,转化医学特指如下过程:

(1)科学研究发现疾病的病因和机制。
(2)鉴别和了解特殊的疾病生理作用、生物标志物或路径。
(3)利用已了解的知识系统发现并开发新的诊断、治疗方法及产品。
(4)将如此发现的新的诊断及治疗手段变成常规的标准治疗。

什么是灵活性设计?

适应性或灵活性设计(adaptive or flexible design)是一种临床试验设计方法,此方法允许在试验启动后不改变试验的有效性和完整性的情况下,适当地修改试验的某些方面。灵活性设计使发现和修正试验设计的不正确假设、降低开发成本及缩短上市时间成为可能。这对制药企业非常有吸引力,以下是修订试验的举例:

(1)重新估计样本量。
(2)由于缺乏疗效或无益早期终止试验。
(3)因实际情况不同而灵活性随机化。
(4)停止劣效治疗组。

什么是中心实验室?

在多中心临床试验中,为避免因使用不同的实验室中不同的仪器以及检测人员操作不同而造成各个实验室结果的偏差,将所有临床试验中心采集的血样或尿样统一送至一个实验室进行处理分析和报告,此实验室即为中心实验室。

143 临床试验中如何采集血样?

实验室检测常为未上市药物临床试验中的安全性评估的一部分。血样用于临床生化和血液学检验,有时还可用于测定试验用药品浓度。除安全性评估外,实验室检查还可评价疗效(如糖尿病研究中的血糖水平)。

目前,可以有多种方法采集血样。通常使用注射器或真空管。承接大项目的实验室多用真空管。一般应向研究者提供一个采血包,包括一个包装盒、一组标签、一个针头、一个注射器盒及一些采血管。每个采血管均已被抽真空并用橡皮塞密封,其上均贴有标签,采血后放入包装盒直接运至实验室。有时在运输前应将血样离心分离。

血样的质量至关重要。研究护士和临床研究协调员有责任保证血样的采集和运输符合要求。有关血样的常见问题如下:

(1)采样设备不符合要求。
(2)采样时间不正确或不符合空腹要求。
(3)血样被放置在过热的温度下或运输时间延迟。
(4)采血管标签错误、标签脱落或没有标签。
(5)血样或文件未标记时间或受试者的唯一编码。
(6)血样的采集量不正确(过少或过多)。

144 临床试验对中心实验室有关资料有哪些要求?

在使用中心实验室对样本进行分析的试验中,虽然不要求研究者从实验室获得专用资料,但是研究者仍需审阅实验室数据并对显著异常的结果给予评估。

如果使用当地的实验室，申办者会要求研究者获得实验室测得的正常值以及该实验室接受定期质控的证据，还可能需要得到分析方法的有关资料。由于有些实验室应用不同的方法检测同一个实验室提供的参数，当数据来自不同的临床试验中心时，就应确保每个临床试验中心使用类似的方法进行检测。

研究协调员可以协助实验室搜集 GCP 要求的基本实验室文件。

实验室生物样本应储存在何处？

试验方案中应明确指出在实验室采集生物样本后如何储存，包括储存条件。当样本要求冷冻或冷藏储存时应特别注意。如要求冷藏所使用冰箱应定期请有资质的计量部门定期校验并出具校验报告，应定期检查冰箱温度并记录结果。通常还要求在冰箱上安装报警装置，在温度高于或低于要求时警铃报警。有条件的中心应安装冷链监控系统，数据自动采集，云端查看数据，随时接收超温报警并进行处置。这有助于确保在试验分析前不丢失有价值和唯一的实验室生物样本。

什么是数据质询表？

数据质询表（data query form，DQF）是数据录入部门在数据录入过程中对病例报告表的内容不详或有疑问时，向病例报告表填写方发出的质询表格。

什么是研究者会议？

在多中心临床试验启动前，可以召集各个中心所有研究参与者召开研究者会议，其作用形同于试验启动访视（trial initiation visit），其主要议程应包括如下内容：

（1）试验概述

1）试验目的。

2）试验用药品介绍，包括临床前与临床试验方面的最新信息（研究者手册）。

（2）GCP 以及相关法律、法规介绍

1）获得知情同意书的正当程序。

2）与伦理委员会联络的要求。

3）严重不良事件处理及报告的要求，包括 SUSAR。

（3）试验方案介绍

1）入选/排除标准。

2）主要试验操作步骤和随访程序（试验流程图）。

3）试验文件介绍（病例报告表、患者服药记录卡片等）。

4）试验进度计划（入选、统计、总结的具体时间计划）。

5）实验室检查步骤介绍（对仪器设备以及血样的采集、储存和运输的要求等）。

6）其他特殊试验要求介绍。

（4）填写和改正病例报告表（CRF）介绍

1）详细介绍 CRF 的填写要求，包括如何改正错误数据、常见的典型问题、如何避免和纠正问题数据（query）。

2）完成填写及寄送 CRF 的时间要求。

（5）介绍试验用药品的处理计数的要求

1）接收试验用药品的程序（接收时核对试验用药品运输条件和数量、批号、序列号等）。

2）正确的储存条件。

3）试验用药品发放规定和发药的记录。

4）试验用药品计数程序和记录追踪。

5）紧急破盲和再订试验用药品的程序。

（6）试验监查的要求

1）监查的频率、时间以及对地点和直接查阅原始数据的要求。

2）针对特定试验的原始数据的定义（包括种类和内容）和保存地点。

3）其本原始数据的记录要求（记录入选时间、试验题目、患者编号以及每次随访的随访编号、日期、既往病史、现病史、不良反应、合并用药、获得知情同意书、试验相关记录等）。

（7）文件的归档和保存

1）在试验期间正确保管研究者文档的程序规定。

2)确保在稽查和检查时可直接查阅原始数据。
3)在试验结束后对试验文档的保管要求。

148 如何将按 GCP 完成的临床试验总结报告呈送 NMPA?

临床试验完成后,参加临床试验的单位需写出总结报告,由牵头单位汇总,分别加盖各单位公章,交给申办者,由申办者呈报 NMPA。

149 什么是电子数据采集?

随着网络技术的迅速发展,许多全球化的现代制药企业正在逐步实现商务电子化(e-business)。临床试验部门作为其重要的部门之一,也正逐步实现临床试验电子化(e-clinic),电子数据采集(electronic data capture,EDC)就是其中一部分。

EDC 主要应用于药物临床试验中。在临床试验中心用笔记本电脑(预先安装好特殊软件并可以上网)来替代长久以来一直使用的需要研究者填写的纸质病例报告表。研究者通过上网与中央数据库联络,下载该临床试验中心的 eCRF,同时可以收到有关前次数据的数据质询表(DQF),在数据输入完成后,研究者再将数据传输回去。如果网络速度允许,研究者可以在线完成。监查员在做完 SDV 后,可以通知中央数据库并冻结数据,数据库在收到通知后,通过识别可以自动产生相关数据质询表,发送给研究者及监查员,或者对无疑问的数据锁定。

应用 EDC 将会为研究者及申办者带来极大的益处。首先,对于研究者来说,使用 EDC 不仅仅节省了试验相关文件存放的空间(如试验方案、病例报告表等),更重要的是可以省去许多原来需要重复填写的内容(如患者编号、姓名缩写等),减轻了工作负荷,提高了工作效率。其次,由于软件中已经预先设置好了一些质量控制的标准,当研究者在输入错误信息时,系统会立即提醒研究者,需要复查或报告的项目,从而使得数据输入的速度及准确性提高,也使得研究者与监查员之间的合作效率得到提高。可以这样说,它不但缩短了试验数据锁定的时间，可由原先的数周缩短到数天，将来随着各方面技术的提高，时间还将会缩短到数小时以内，而且提高了监查员和数据管理部门的工作效率，节省大量的人力、物力及经费。由于数据质询表得以及时解决，因而使得试验数据的质量大大地提高，进而极大地缩短了试验结束后获得统计结果的时间。

另外，EDC 是比较安全的操作系统，使用者根据不同的授权，只能对其进行事先约定的操作。没有相应的授权就不能对数据进行修改，甚至不能进入该系统。系统也会自动记录数据的修改时间及次数，并要求记录修改原因，以便于查证。

总之，EDC 的优越性是显而易见的。它不仅提高了试验数据输入的准确性与及时性，避免了试验数据的丢失，而且适时控制了试验质量（如对违背试验方案的快速反馈等），大大地减少了研究者、监查员、数据管理员的工作量，提高了试验管理的工作效率。

150 什么是互动式语音/网络应答系统？

互动式语音/网络应答系统英文全称 interactive voice response system/interactive web response system，首字母缩写为 IVRS/IWRS。

研究者通过电话机拨打免费电话或上网登录，与试验用药品管理中心直接取得联系，完成患者录入，随机、试验用药品分配及再供应等操作，试验管理人员以及监查员可通过电子邮件或传真获知试验中心患者入选情况。

该类系统根据相应试验方案设计，通过对计算机系统的操作，时刻都可获得精确的患者入选人数，以达到准确、及时的药物供应/再供应，避免了原先人工估计导致的试验用药品浪费或供应短缺现象。

IVRS/IWRS 操作简便，有汉语普通话及广东话语音设置，使用者根据语音提示就可完成相应的操作并在结束后收到系统发来的确认传真。

在临床试验中应用 IVRS/IWRS，使烦琐的试验用药品供应工作得以简单化、精确化，它不仅方便了研究者，而且也使试验用药品管理科学化，方便试验管理人员时刻掌握试验进展。

151 与传统试验相比，在互动式语音/网络应答系统试验中，监查员或研究协调员的职责有何变化？

应用 IVRS/IWRS 的试验可通过系统做如下工作：

（1）临床试验中心呼叫互动式语音应答中心或登录网络系统提供某些信息然后系统将发回报告。

（2）不呼叫或登录系统，临床中心不能分配筛选号/随机号/药盒号给受试者。

（3）系统可以实时追踪试验用药品状态及受试者访视情况。

（4）系统激活后将自动管理试验用药品供药/再供药。

（5）通常监查员或研究协调员按照临床中心提供的信息能从系统里管理受试者筛选表报告/随机表报告，访视表报告。

需要注意的是，不同的试验可以有不同的要求，但此类系统通常遵守美国 FDA21 CFR 第 11 部分的要求。

152 什么是注册临床试验？

注册临床试验是生产企业为该企业生产的新产品以批准上市/进口为目的而向政府主管部门申请的临床试验，其注册申请有相应的法律规范程序，可在政府药品监督管理部门的公开网站上查阅其批准文号等注册信息。

153 什么是登记临床试验？

登记临床试验为实现试验的预期目的，运用观察性研究方法，可前瞻性或回顾性地收集既定项目的临床数据或其他相关数据，进行合理的分析统计，据此评估某一特定疾病、特定受试产品或特定医疗服务的特定效果或结局。

登记试验常用的是观察性研究设计，没有特定的干预或意在改变患者结局的治疗（除非特定的干预或治疗可能入选标准）。在致力于研究更大范围的人群时，为保证研究结果的普遍性，通常只设立很少的入选和排除标准。患者从接受治疗时起就被作为代表观察，收集到的数据能够普遍地反映提供者通常应用的所有检测和测量。

流行病学常采用的现况调研、队列研究、医疗档案研究及荟萃分析方法等也常用于登记试验。

什么是弱势受试者？

弱势群体，指维护自身意愿和权利的能力不足或者丧失的受试者，其自愿参加临床试验的意愿，有可能被试验的预期获益或者拒绝参加可能被报复而受到不正当影响。弱势群体包括研究者的学生和下级，申办者的员工，军人，犯人，罹患无药可救疾病的患者，处于危急状况的患者，入住福利院的人，流浪者，未成年人和无能力知情同意的人等。

什么是循证医学和临床证据？等级如何划分？

循证医学（evidence based medicine，EBM）是有意识地、明确地、审慎地利用现有最好的证据制订患者的诊治方案。实施循证医学意味着医师要参照最好的研究证据、临床经验和患者的意见。循证医学通过不断获得疾病的病因、预防、筛检、诊断、治疗、预后、康复、医疗质量等与健康有关的临床信息，与医师的经验相结合，为正确的临床诊疗决策提供真实、有效、可靠的依据。

对于循证医学来说，临床证据是基石。在各种医学和科研活动中，存在大量不同的临床证据，从医师的个人经验和观点，到个案报道，到大规模的随机对照临床试验，都是临床证据，但可信度和说服力不同，即临床证据水平或者证据强度不同。

目前，临床常用的是牛津循证医学中心（Oxford Centre For Evidence-Based Medicine）的证据评价体系（图1）。

药 物 篇

临床证据水平分级和推荐级别

推荐级别	证据水平	治疗 有效的/有用的/有害的	治疗 某药物较另一同类药物更优	预后	诊断	鉴别诊断/症状现况调查	经济分析和决策分析
A	1a	多个RCT的SR（同质性好）	多个比较传统治疗与新的治疗的RCT的SR（同质性好）	多个起始队列研究的SR（同质性好）；在不同人群中证实的CDR	多个证据水平1的诊断性研究的SR（同质性好）；来自多个临床中心的多个证据水平1b研究的CDR	多个前瞻性队列研究的SR（同质性好）	多个证据水平1的经济学研究的SR（同质性好）
	1b	单个RCT（可信区间窄）	单个比较传统治疗与新药物的治疗的RCT（重要临床指标的分析）	随访率≥80%的单个起始队列研究；在某个人群中证实的CDR	经确认的具有好的参考标准的队列研究；或经单个临床中心检验的CDR	高随访率的前瞻性队列研究	基于临床上合理的成本或替代方案的系统评价；包括重复敏感度分析
	1c	全或无		全或无的病例系列报告	绝对SpPins和SnNouts	全或无的病例系列报告	绝对价值更优或价值更劣的治疗的分析
B	2a	多个队列研究的SR（同质性好）	单个比较传统治疗的新的治疗的RCT（使用了经验证的替代指标）	多个回顾性队列研究或RCT（对照组未接受干预）的SR（同质性好）	多个诊断性研究的SR（同质性好）	多个证据水平为2b和更高的研究的SR（同质性好）	多个证据水平≥2经济学研究的SR（同质性好）

推荐级别	证据水平	治疗 有效的/有用的/有害的	治疗 某药物较另一同类药物更优	预后	诊断	鉴别诊断·症状现况调查	经济分析和决策分析
B	2b	单个队列研究（包括低质量RCT，如随访率<80%）	比较相似或不同的患者接受不同药物和接受安慰剂处理的RCT的亚组分析（使用临床上重要的或经验证的替代指标）	回顾性队列研究或含有未处理的对照组的一个RCT的随访；来自CDR的仅经分样验证	根据好的参考标准的探索性队列研究；推导出的CDR，或仅经数据库验证	回顾性队列研究或低随访率的队列研究	根据临床上合理的成本或替代方案进行有限的回顾，包括单个研究，或单个合敏感度分析
	2c	结局研究；生态学研究		结局研究		生态学研究	审计或结局研究
	3a	病例-对照研究的SR（同质性好）	比较相似或不同的患者接受不同药物和接受安慰剂处理的RCT的亚组分析（使用临床上重要的或经验证的替代指标）		3b及更好的研究的SR（同质性好）	3b及更好的研究的SR（同质性好）	3b及更好的研究的SR（同质性好）
	3b	单个病例-对照研究	比较相似或不同的患者接受不同药物和接受安慰剂处理的RCT（使用未经验证的替代指标）		非连续性研究，或未始终应用同一参考标准	非连续性队列研究，或来自很有限的总体	根据有限的选择或资料质量差，但包括了临床上切合实际的变量的敏感度分析的研究

推荐级别	证据水平	治疗 有效的/有用的/有害的	治疗 某药物较另一同类药物更优	预后	诊断	鉴别诊断/症状现况调查	经济分析和决策分析
C	4	病例系列研究(以及低质量队列研究和低质量病例对照研究)	使用重要临床指标的非随机研究(观察性研究和管理数据库研究)	病例系列研究(和低质量的预后队列研究)	病例对照研究,低质量的或非独立的参考标准	病例系列研究或使用已被废除的参考标准	未进行敏感度分析的研究
D	5	未经明确阐述的批判性评价的专家观点,或基于生理学、实验室研究或按"优先原则"得出的推论	未经明确阐述的批判性评价的专家观点,或基于生理学、实验室研究或按"优先原则"得出的推论。或使用的替代指标证实的非随机研究	未经明确阐述的批判性评价的专家观点,或基于生理学、实验室研究或按"优先原则"得出的推论	未经明确阐述的批判性评价的专家观点,或基于生理学、实验室研究或按"优先原则"得出的推论	未经明确阐述的批判性评价的专家观点,或基于生理学、实验室研究或按"优先原则"得出的推论	未经明确阐述的批判性评价的专家观点,或基于经济学理论或按"优先原则"得出的推论

图 1 临床证据水平分级和推荐级别

牛津标准引入了分类的概念，把临床问题分成治疗、预防、病因、诊断、预后、危害、经济学七个方面，结合得到的证据类型和分类标准进行了调整和细化，具有针对性和适用性。需要注意的是，证据等级和推荐级别是两个概念，两者并非总是一致的，需要根据实际情况来具体判断。

证据水平并不一定反映推荐级别。尽管某种治疗已经得到了随机临床试验验证，但它仍可能存在争议。反之，一项推荐级别较高的建议也可能仅来自多年的临床经验总结，或仅得到了历史资料的支持，但是临床依然适用。

证据水平和推荐级别仅仅说明了证据的准确度。在评价证据水平和推荐级别后，仍必须根据自己的专业知识、统计学知识和流行病学知识等对文献的实用性、科学性、可靠性和有效性进行评价。临床应用时，必须结合患者的病情特点和患者的意愿。

156 注册临床试验一定要用随机对照试验设计吗？

随机对照试验（random control trial，RCT）通常被认为是临床证据中的金标准，位于证据强度最高的金字塔顶端。在实际工作中，除了 RCT 以外，根据产品的不同特性，多种临床试验设计会用于上市前注册试验设计，包括对照非随机试验、单组试验等。

157 随机对照试验的试验设计有缺陷吗？

RCT 是临床试验中证据强度最高的一种，但同时也有其不足之处。

首先，RCT 费用高，消耗大量人力和财力，同时要入选试验组和对照组，需要的时间也较多。耗费的时间和金钱，往往是采用 RCT 时首要考虑的因素。

其次，RCT 的普遍性不足。为了减少偏差，RCT 使用比较严格的入排标准，进入项目的受试者往往是百里挑一。在整个试验过程中，研究者始终密切关注受试者并且受试者对治疗和随访的依从性很高，这些和实际生活中的情况大不相同。因此，近年来对于 RCT 的结果是否能外推到实际的情况，尚存在疑问。

最后，在试验的执行上，患者有可能拒绝被随机，或者在被随机到对照组之后退出临床试验。此外，对照组必须与试验组相平衡，有时很难找到合适的对照，而缺乏疗效的对照是没有意义的。这些都给试验的实施带来难题。

什么是Ⅳ期临床试验？

Ⅳ期临床试验是指在新药上市后临床广泛使用时进行的临床研究阶段。目的是对新药的药效、适应证、不良反应、合理使用剂量与治疗方案等做扩大研究，以指导临床用药。此阶段临床试验参加多为患者，可包括特殊患者，人数没有硬性规定，但不少于前三期参试人员总和。

Ⅳ期临床试验是产品开发过程中的一个重要组成部分，是其上市注册试验的完善和拓展，对丰富药品的安全性和有效性信息，指导患者在临床真实环境下使用药品有不可替代的作用。

什么是研究者发起的临床试验？

研究者发起的临床试验（investigator initial trial/study/research，IIT）是指由研究者申请发起的一个或一系列临床试验。与企业发起的临床试验最大区别在于，企业不承担主导角色和申办者职责，仅直接或间接提供试验用产品、对照产品或部分经费。其研究范围常常是制药企业申办的研究未涉及的领域，例如罕见病研究、诊断或治疗手段比较、上市产品新用途等。

研究者发起的临床试验与企业发起的临床试验并行，互为补充，更好地推进产品研究的深度和广度，更多地获得试验数据，为循证医学提供依据。

什么是同情用药？

2017年12月20日，原国家食品药品监督管理总局发布的《拓展性同情使用临床试验用药物管理办法（征求意见稿）》中将拓展性同情使用临床试验用药品定义为,在一些情况下,患者不能通过参加临床试验来获得临床试验用药品时,允许在开展临床试验的机构内使用尚未得到批准上市的药物给急需的患者。拓展性同情使用临床试验用药品是临床试验的一种形式,也称拓展性临床试验。

拓展性临床试验的目标人群是患有危及生命或严重影响患者生活质量需早期干预且无有效治疗手段的疾病的患者。下列情况可考虑使用尚未得到批准上市的药物给急需的患者:

(1)患者因不符合试验入组/排除标准而不能参加新药注册临床试验。

(2)因地域或时间限制等原因无法参加新药注册临床试验。

(3)注册临床试验已经结束但该研究药物尚未获批在中国上市,且已有的研究数据初步显示该药在中国拟注册适应证人群中可能的有效性和安全性。

2019版《中华人民共和国药品管理法》第二十三条规定,对正在开展临床试验的用于治疗严重危及生命且尚无有效治疗手段的疾病的药物,经医学观察可能获益并且符合伦理原则的,经审查、知情同意后可以在开展临床试验的机构内用于其他病情相同的患者。

什么是卫生经济学研究?

卫生经济学是一门应用经济学原理和方法来研究和评估治疗成本与效果及其关系的边缘学科。研究任务主要是通过成本分析对比不同的治疗方法的优劣,设计合理的治疗方案,保证有限的社会卫生保健资源发挥最大的效用。

卫生经济学研究是经济学原理与方法在医药领域内的具体运用,在经济评价的理论与方法的基础上,结合医药领域的特殊性而发展的新兴学科,研究如何以有限的医疗资源实现最大的健康效果改善的科学,包括供需方的经济行为,供需双方相互作用下的药品市场定价,以及卫生领域的各种干预政策措施等,以求最大限度地合理利用现有医药卫生资源。

临床试验设计需要考虑哪些统计学问题?

在临床试验的方案设计中,主要考虑以下统计学问题:试验假设和试验设计类型，主要疗效／安全性评价指标，多终点问题，对照组的选择，偏倚的控制措施（随机、盲法），样本量。

上述问题需要研究者与统计师一起讨论，制定成试验方案，确保其方法科学可行。

163 临床试验设计中有哪些主要的对照方式？

临床试验设计中常见的对照方式如下：

（1）平行对照：这是最简单、最常用的对照。

（2）交叉对照：使用该对照方式，需要注意洗脱期效应。

（3）自身前后对照：这种对照因无法区分是干预的效果，还是疾病自愈的效果；即使有效，仍无法定位所研究药物的疗效，因此目前使用较少。

（4）历史对照：很难保证研究人群的可比性，如果有其他选择的话，不建议采用历史对照。

人们之所以选择历史对照，主要是为了节约经费和缩短临床试验实施时间，但由于研究人群与对照人群的研究时间、地点不同，研究者治疗水平不同，受试者一般状况及社会经济水平的不同等，导致可能将人群的差异归功于干预的效果。因此，使用历史对照需要谨慎对待研究人群的可比性。

（1）标准对照：不设立专门的对照组，只是用现有标准值或正常值做对照。

（2）配对对照：将受试对象按非处理因素一致的条件配成一对，然后采用对子间随机分组方法将他（它）们分别置于实验与对照组中。

（3）自身对照：对照和处理在同一受试者身上进行。

（4）组间对照：将受试对象随机分为两组或若干组，并对各组进行不同处理，比较两组或多组含量较少时，一般抽样误差较大，此时应加大样本含量。由于不做配对安排，在临床研究中容易获得受试者，故常采用。

（5）空白对照：是指不给予任何处理的对照。

（6）实验对照：在许多情况下，只有空白对照常不能控制影响结果的全部因素，而应采用与实验组操作条件一致的对照措施，称为实验对照。

（7）潜在对照：有些试验研究似乎事先无任何对照，而只有几例，甚至是一例病例报告，例如断手再植第一次成功的报告，公认是一项了不起的医学成就。

（8）安慰剂对照：对照组采用一种无药理作用的物质，可以称它为假药，但其剂型或处置上不能为受试者识别,称之为安慰剂(placebo)。

安慰剂对照是现在临床常见的对照方式,如果符合伦理及可以模拟安慰剂,那么最好选择安慰剂对照更科学。

164 什么是前瞻性研究?什么是回顾性研究?

前瞻性的研究是以现在为起点追踪到将来的研究方法,优点是试验过程可控,数据完整,说服力强。

回顾性研究是以现在为结果,回溯过去的研究方法。这一研究方式由于条件限制较少,有其优点,但其缺陷是过去的资料报告的真实性和准确性可能会受到一定的影响。

165 临床试验中有哪些常见的试验分组设计?

临床试验常见的分组如下:
(1)单组试验:包括观察性研究、注册研究等,往往以单纯观察为主。
(2)多组试验:主要是比较研究,通常有优效、非劣、等效这几种,评价组间的差异。

166 什么是数据完整性?

数据完整性(data integrity)是指在数据的生命周期内,所有数据都是完全的、一致的和准确的程度。保证数据的完整性意味着以准确、真实、完全地代表着实际发生的方式收集、记录、报告和保存数据和信息。

数据完整性是近年全球药品监管机构重点关注的问题,也是CDE自2015年7月以来开展全国临床试验核查的动因和重点内容。

167 什么是ALCOA?

ALCOA 本来是 GMP 中的概念，但近年来被引入 GCP 中。特别是在 ICH GCP 修订版中增加其要求（E6 R2）。数据完整性标准包含：可溯源（attributable）、可读性（legible）、同时性（contemporaneous）、原始（original）、准确（accurate），即 ALCOA 和完整（complete）、一致（consistent）、持久（enduring）、可用（available），即 CCEA。

可溯源：谁做的，什么时候做的？如果记录更改，谁改的，为何改的？均可追溯到原始数据。

可读性：数据必须能够长久的保存在一种耐久的介质上，且具有可读性记录。

同时性：数据必须在工作进行时记录，日期或时间戳必须符合时间逻辑顺序，与真实情况保持一致。

原始：数据和信息必须是原始的记录，或经证实的真实副本。

准确：准确无误，如有编辑必须留下记录。

完整：无遗漏。

一致：与实际生成逻辑顺序一致，显示的记录人同实际操作者一致。

持久：原始数据长久保存，不易删除，丢弃。

可用：可获得的数据在稽查时是可见，不被隐藏。

168 电子系统的账号和密码为什么不能共享？

对于临床试验中使用的计算机系统，FDA 要求："对计算机系统使用稽查轨迹或者其他保障安全的方法，在采集电子数据的过程中，需要描述什么时候、谁、出于什么原因，改变了原来的电子记录。"

也就是说，对于电子系统，每个用户必须拥有自己独立的账户和密码。电子系统需要辨认每个数据的输入、修改、删除，在系统中的任何操作都必须追溯到个人，留下符合要求的稽查轨迹。每个用户需要对自己的账户和密码保密；否则一旦泄露，将无法确定到底是谁在系统中进行了操作。

因此，根据上述原则来说，电子系统的账号和密码是不允许共享的。一旦共享账号，系统将无法识别谁做了哪项操作，无法留下有效的稽查轨迹。按照目前对电子系统的要求，只要有生成、修改和删除记录的功能，那么必须每个人拥有自己独立的账号和密码，不能有超过一个人使用相同的账号和密码登录系统。

什么是电子签名？对电子签名有什么要求？

电子签名（electronic sign）是指采用非生物特性形式的签名，一般由鉴别码和口令组合而成，对电子化的数据系统设定访问权限，只有具有相关权限人员才能登录系统进行数据的录入和查看，防止未经授权者登录和访问任何临床数据，因而具有安全性和保密性。FDA"21 CFR Part 11"对电子化记录系统的电子签名有如下要求：

（1）每一电子签名必须属于唯一的使用者。
（2）系统要求在开始数据输入之前先输入操作者的电子签名。
（3）每次输入或更改记录，都应当在输入个人电子签名下执行。
（4）操作者只能用自己的密码或访问代码工作，密码不得共用，不能为了让其他人访问而进行登录。
（5）密码应当定期更换。
（6）离开工作站时应终止与主机的连接，计算机长时间空闲时实行自行断开连接。
（7）对于短期暂停工作，应当有自动保护程序防止未经授权的数据输入，如在输入密码前采用屏幕保护措施。

什么是核证副本？

根据 2020 版 GCP 中对核证副本的定义，核证副本是指经过审核验证，确认与原件的内容和结构等均相同的复制件。该复制件是经审核人签署姓名和日期，或者是由已验证过的系统直接生成，可以以纸质或者电子等形式的载体存在。

ICH GCP E6（R2）1.63 对核证副本的定义，核证副本是指一份经过确认

（通过签署时间的签名或通过一个验证的程序形成）与原文件包括描述环境、内容和结构的数据在内的信息相同的复制品（无论使用何种媒介）。如果将纸质文件转化成电子记录文件，需要通过一个经过验证的程序以确保电子记录文件是纸质记录文件的完整和准确版本。应对扫描要求进行规定，扫描的图片应有合适的分辨率以保证可以浏览查阅。

研究者必须在每份实验室化验单上签名、签日期吗？

实验室报告需要研究者每份都签名、签日期，是为了证明研究者已经及时读过报告（签日期），读报告的人是有资质的医学人员（签名）。

一般建议研究者在化验单上签名确认，但如有证据可以证明这个研究者已经阅读了实验室报告，比如说病史上有记载研究者对化验单的分析和处理等，化验单上签名、签日期可为非必须。

什么是稽查痕迹？起什么作用？

稽查痕迹（audit trail）是指计算机自动生成的任何对系统数据改动留下的痕迹，清楚显示所作的改变即该文件是什么、在什么时候、为什么做了这一改动，以保护真实性、完整性和机密性。所有修改过的数据和原始数据及修改人、修改日期和修改原因等都将作为痕迹自动保存在计算机自动生成的文件中，该文件不能修改，通过此文件可方便地查询到所有数据处理的痕迹。

临床试验结果发表时，作者署名资格如何确定？

目前没有法规强制规定作者的署名资格，遵循的是国际公认准则——有学术贡献的人员才有作者资格。当某个人至少完成了以下研究之一,实质上参与了科研项目时,可以界定为做出了学术贡献:①研究问题的构思与设计。②开发了关键的研究方法。③设计数据的分析和描述。

就学术贡献的重要性来说,并非每位作者都一致,但所有的作者必须达到最低的标准。只是按照要求完成任务的人,招募患者、检查问卷、收集数据、到图书馆查文献等,不管做得多好,都没能达到成为作者的要求。

174 药物临床试验机构备案时应具备的条件是什么?

(1)具有医疗机构执业许可证,具有二级甲等以上资质,试验场地应当符合所在区域卫生健康主管部门对院区(场地)管理规定。开展以患者为受试者的药物临床试验的专业应当与医疗机构执业许可的诊疗科目相一致。开展健康受试者的Ⅰ期药物临床试验、生物等效性试验应当为Ⅰ期临床试验研究室专业。

(2)具有与开展药物临床试验相适应的诊疗技术能力。

(3)具有与药物临床试验相适应的独立的工作场所、独立的临床试验用药房、独立的资料室以及必要的设备设施。

(4)具有掌握药物临床试验技术与相关法规,能承担药物临床试验的研究人员;其中主要研究者应当具有高级职称并参加过3个以上药物临床试验。

(5)开展药物临床试验的专业具有与承担药物临床试验相适应的床位数、门急诊量。

(6)具有急危重病症抢救的设施设备、人员与处置能力。

(7)具有承担药物临床试验组织管理的专门部门。

(8)具有与开展药物临床试验相适应的医技科室,委托医学检测的承担机构应当具备相应资质。

(9)具有负责药物临床试验伦理审查的伦理委员会。

(10)具有药物临床试验管理制度和标准操作规程。

(11)具有防范和处理药物临床试验中突发事件的管理机制与措施。

(12)卫生健康主管部门规定的医务人员管理、财务管理等其他条件。

实行备案制后,如何对机构进行监督检查?

(1)国家药品监督管理局会同国家卫生健康委建立药物临床试验机构国家检查员库,根据监管和审评需要,依据职责对药物临床试验机构进行监督检查。

(2)省级药品监督管理部门、省级卫生健康主管部门根据药物临床试验机构自我评估情况、开展药物临床试验情况、既往监督检查情况等,依据职责组织对本行政区域内药物临床试验机构开展日常监督检查。对于新备案的药物临床试验机构或者增加临床试验专业、地址变更的,应当在60个工作日内开展首次监督检查。

(3)药物临床试验机构未遵守《药物临床试验质量管理规范》的,依照《药品管理法》第一百二十六条规定处罚。

(4)药物临床试验机构未按照规定备案的,国家药品监督管理部门不接受其完成的药物临床试验数据用于药品行政许可。

(5)违反《药物临床试验机构管理规定》,隐瞒真实情况、存在重大遗漏、提供误导性或者虚假信息或者采取其他欺骗手段取得备案的,以及存在缺陷不适宜继续承担药物临床试验的,取消其药物临床试验机构或者相关临床试验专业的备案,依法处理。

(6)省级以上药品监督管理部门、省级以上卫生健康主管部门对药物临床试验机构监督检查结果及处理情况,应当及时录入备案平台并向社会公布。

药物临床试验机构备案的流程是什么?

(1)拟备案的医疗机构对照《药物临床试验机构管理规定》中的条件要求进行各方面的前期准备工作。

(2)医疗机构应当自行或者聘请第三方对其临床试验机构及专业的技术水平、设施条件及特点进行评估,经评估符合要求后备案。

(3)药物临床试验机构按照备案平台要求注册机构用户,完成基本信息表填写,提交医疗机构执业许可证等备案条件的资质证明文件,经备案平台审核通过后激活账号，按照备案平台要求填写组织管理架构、设备设施、研究人员、临床试验专业、伦理委员会、标准操作规程等备案信息，上传评估报告，备案平台将自动生成备案号。省级以上疾病预防控制机构可遴选和评估属地具备疫苗预防接种资质的机构作为试验现场单位，在备案平台上进行登记备案，试验现场单位参照临床试验专业管理。

（4）药物临床试验机构名称、机构地址、机构级别、机构负责人员、伦理委员会和主要研究者等备案信息发生变化时，药物临床试验机构应当于5个工作日内在备案平台中按要求填写并提交变更情况。

177 新专业申请开展药物临床试验时临床试验机构应如何备案？

（1）药物临床试验管理部门对新专业内承担临床试验的主要研究者是否具有高级职称并参加过3个以上药物临床试验进行审核。

（2）药物临床试验机构自行或聘请第三方对新专业的技术水平、设施条件、临床试验管理体系等进行评估。

（3）主要研究者和专业评估合格后形成评估报告，按照备案平台要求填录相关信息及上传评估报告。

（4）于5个工作日内在备案平台中按要求填写并提交变更情况。

178 新药Ⅰ期临床试验或风险较高的临床试验有哪些注意事项？

（1）新药Ⅰ期临床试验或者临床风险较高需要临床密切监测的药物临床试验，应当由三级医疗机构实施。药物临床试验机构设立或者指定的药物临床试验组织管理专门部门，在新药Ⅰ期临床试验或风险较高的药物临床试验的立项阶段要确保研究的科学性，符合伦理，确认研究团队要有充足的人员配备和临床经验，设施设备满足试验要求，进行试验的病区具有急危重病症抢救的设施设备、人员，要有与处置能力相适应的医技科室，要有防范和处药物临床试验中突发事件的管理机制与措施。试验开展过程中，做好试验用药品管理、资料管理、质量管理等相关工作，持续提高药物临床试验质量。

（2）伦理委员会负责审查药物临床试验方案的科学性和伦理合理性，审核和监督药物临床试验研究者的资质，试验开展过程中适当增加跟踪审查频率，密切关注试验过程中的SAE情况，伦理委员会有权暂停、终止未按照相关要求实施，或者受试者出现非预期严重损害的临床试验，保障受试者权益。

（3）研究者应熟悉试验方案、研究者手册、试验药物相关资料信息。熟悉并遵守本规范和临床试验相关的法律法规。研究者监管所有研究人员执行试验方案，并采取措施实施临床试验的质量管理。研究者为临床医师或者授权临床医师需要承担所有与临床试验有关的医学决策责任。在临床试验和随访期间，对于受试者出现与试验相关的不良事件，包括有临床意义的实验室异常时，研究者和临床试验机构应当保证受试者得到妥善的医疗处理。

（4）申办者制订试验方案时应当明确保护受试者权益和安全，应当考虑在现有风险控制下发生差错的可能性，尽可能地避免差错的发生，以保护受试者权益。选择试验机构和研究者时要选择临床经验丰富的，启动前培训到位，合同签署时明确与受试者的损害赔偿措施相关的事项，申办者应当向研究者和临床试验机构提供与临床试验相关的法律上、经济上的保险或者保证，并与临床试验的风险性质和风险程度相适应。申办者应当承担受试者与临床试验相关的损害或者死亡的诊疗费用，以及相应的补偿。申办者和研究者应当及时兑付给予受试者的补偿或者赔偿。申办者提供给受试者补偿的方式方法，应当符合相关的法律法规。申办者应当将临床试验中发现的可能影响受试者安全、可能影响临床试验实施、可能改变伦理委员会同意意见的问题，及时通知研究者和临床试验机构、药品监督管理部门。可以建立独立的数据监查委员会，以定期评价临床试验的进展情况，包括安全性数据和重要的有效性终点数据。独立的数据监查委员会可以建议申办者是否可以继续试验。

179 药物/医疗器械临床试验机构备案制从什么时候开始施行？

药物临床试验机构备案制自2019年12月1日起施行。从开始实施到2020年11月30日为过渡时期，此前经过资格认定的药物临床试验机构应当完成备案。2020年12月1日起，申办者只能选择已在备案系统备案的药物临床试验机构开展药物临床试验。

医疗器械临床试验机构备案制自2018年1月1日起施行。2018年1月1日至2018年12月31日为过渡期。自2019年1月1日起,申办者只能选择已完成备案的医疗器械临床试验机构开展临床试验。

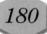

临床试验机构实行备案制有什么重要的意义?

临床试验机构实行备案制有利于增加临床试验机构数量,充分释放临床资源,更好地满足药物/医疗器械研发对临床试验的需求,对鼓励药品/医疗器械创新,促进产业健康发展,满足公众临床需要有重要的意义。实行备案制还有利于机构和申办者对临床试验质量保证的主体责任。

实行备案制后药物临床试验机构如何进行管理?

(1)药物临床试验机构备案后,应当按照相关法律法规和《药物临床试验质量管理规范》要求,在备案地址和相应专业内开展药物临床试验,确保研究的科学性,符合伦理,确保研究资料的真实性、准确性、完整性,确保研究过程可追溯性并承担相应法律责任。疾病预防控制机构开展疫苗临床试验,应当符合疫苗临床试验质量管理相关指导原则,由备案的省级以上疾病预防控制机构负责药物临床试验的管理并承担主要法律责任。试验现场单位承担直接法律责任。

(2)药物临床试验机构设立或者指定的药物临床试验组织管理专门部门,统筹药物临床试验的立项管理、试验用药品管理、资料管理、质量管理等相关工作,持续提高药物临床试验质量。

(3)药物临床试验机构是药物临床试验中受试者权益保护的责任主体。伦理委员会负责审查药物临床试验方案的科学性和伦理合理性,审核和监督药物临床试验研究者的资质,监督药物临床试验开展情况,保证伦理审查过程独立、客观、公正。伦理委员会应当按照《涉及人的生物医学研究伦理审查办法》要求在医学研究登记备案信息系统公开有关信息,接受本机构和卫生健康主管部门的管理和公众监督。

(4)主要研究者应当监督药物临床试验实施及各研究人员履行其工作职责的情况,并采取措施实施药物临床试验的质量管理,确保数据的可靠、准确。

(5)新药Ⅰ期临床试验或者临床风险较高需要临床密切监测的药物临床试验,应当由三级医疗机构实施。疫苗临床试验应当由三级医疗机构或者省级以上疾病预防控制机构实施或者组织实施。注册申请人委托备案的药物临床试验机构开展药物临床试验,可自行或者聘请第三方对委托的药物临床试验机构进行评估。

(6)药物临床试验机构应当于每年1月31日前在备案平台填报上一年度开展药物临床试验工作总结报告。

(7)药物临床试验机构接到境外药品监督管理部门检查药物临床试验要求的,应当在接受检查前将相关信息录入备案平台,并在接到检查结果后5个工作日内将检查结果信息录入备案平台。

182 违反临床试验机构备案管理制度有哪些处罚措施?

(1)药物临床试验机构未遵守《药物临床试验质量管理规范》的,依照《药品管理法》第一百二十六条规定处罚。

(2)药物临床试验机构未按照规定备案的,国家药品监督管理部门不接受其完成的药物临床试验数据用于药品行政许可。

(3)隐瞒真实情况、存在重大遗漏、提供误导性或者虚假信息或者采取其他欺骗手段取得备案的,以及存在缺陷不适宜继续承担药物临床试验的,取消其药物临床试验机构或者相关临床试验专业的备案,依法处理。

(4)省级以上药品监督管理部门、省级以上卫生健康主管部门对药物临床试验机构监督检查结果及处理情况,应当及时录入备案平台并向社会公布。

临床试验机构备案号是怎样的格式？

药物临床试验机构备案号格式为：药临机构备 +4 位年代号 +5 位顺序编号。

医疗器械临床试验机构备案号格式为：械临机构备 +4 位年代号 +5 位顺序编号。

 谁是临床试验数据的第一责任人？

临床试验委托协议签署人和临床试验研究者是临床试验数据的第一责任人，须对临床试验数据完整性承担法律责任。

 临床试验中哪些行为会被认定为故意提供虚假证明文件？

在临床试验中，药物非临床研究机构、药物或者医疗器械临床试验机构、合同研究组织的工作人员，故意提供虚假的药物非临床研究报告、药物或医疗器械临床试验报告及相关材料的，应当被认定为故意提供虚假证明文件。

186 哪些情形会以故意提供虚假证明文件罪进行处罚？

故意提供虚假证明文件，且有下列情形之一的，应当被认定为情节严重，以提供虚假证明文件罪处五年以下有期徒刑或者拘役,并处罚金。

(1)在药物非临床研究或者药物临床试验过程中故意使用虚假试验用药品的。

(2)瞒报与药物临床试验用药品相关的严重不良事件的。

(3)故意损毁原始药物非临床研究数据或者药物临床试验数据的。

(4)编造受试动物信息、受试者信息、主要试验过程记录、研究数据、检测数据等药物非临床研究数据或者药物临床试验数据,影响药品安全性、有效性评价结果的。

(5)曾因在申请药品、医疗器械注册过程中提供虚假证明材料受过刑事处罚或者两年内受过行政处罚,又提供虚假证明材料的。

(6)其他情节严重的情形。

187 《关于深化审评审批制度改革鼓励药品医疗器械创新的意见》中又提出了哪些支持临床试验机构和人员开展临床试验的措施?

支持医疗机构、医学研究机构、医药高等学校开展临床试验,将临床试验条件和能力评价纳入医疗机构等级评审。对开展临床试验的医疗机构建立单独评价考核体系,仅用于临床试验的病床不计入医疗机构总病床,不规定病床效益、周转率、使用率等考评指标。鼓励医疗机构设立专职临床试验部门,配备职业化的临床试验研究者。完善单位绩效工资分配激励机制,保障临床试验研究者收入水平。鼓励临床医师参与药品医疗器械技术创新活动,对临床试验研究者在职务提升、职称晋升等方面与临床医师一视同仁。允许境外企业和科研机构在我国依法同步开展新药临床试验。

188 疫苗临床试验应当在哪些机构实施?

疫苗临床试验应当由符合国家药品监督管理局和国家卫生健康委员会规定条件的三级医疗机构或者省级以上疾病预防控制机构实施或者组织实施。

189 什么部门负责药物临床试验机构的监督检查?

省、自治区、直辖市药品监督管理部门组织对辖区内药物非临床安全性评价研究机构、药物临床试验机构等遵守药物非临床研究质量管理规范、药物临床试验质量管理规范等情况进行日常监督检查,监督其持续符合法定要求。国家药品监督管理局根据需要进行药物非临床安全性评价研究机构、药物临床试验机构等研究机构的监督检查。

190 药品安全信用管理制度有哪些内容?

国家药品监督管理局建立药品安全信用管理制度,药品核查中心负责建立药物非临床安全性评价研究机构、药物临床试验机构药品安全信用档案,记录许可颁发、日常监督检查结果、违法行为查处等情况,依法向社会公布并及时更新。药品监督管理部门对有不良信用记录的,增加监督检查频次,并可以按照国家规定实施联合惩戒。药物非临床安全性评价研究机构、药物临床试验机构药品安全信用档案的相关制度,由药品核查中心制定公布。

191 什么是拓展性临床试验? 什么情况下可以进行拓展性临床试验?

拓展性临床试验也称拓展性同情使用临床试验用药品,是指在一些情况下,患者不能通过参加临床试验来获得临床试验用药品时,允许在开展临床试验的机构内使用尚未得到批准上市的药物给急需的患者。

对正在开展临床试验的用于治疗严重危及生命且尚无有效治疗手段疾病的试验用药品或医疗器械,经初步观察可能获益,符合伦理要求的,经知情同意后可在开展临床试验的机构内用于其他患者，其安全性数据可用于注册申请。

临床试验机构组织管理架构中有哪些人员？

在临床试验机构组织管理架构中，主要有以下人员：临床试验机构负责人、机构办公室主任、机构办公室秘书、临床试验质量管理员、临床试验资料管理员、临床试验用药品管理员等。

临床试验机构质量与风险管理如何评价？

临床试验机构质量与风险管理可从以下方面进行评价：

（1）质量管理：①有全/专职质量管理人员。②质量管理人员参与过临床试验质量控制相关工作，制订质量控制计划并留有质量控制相关记录。③质量管理人员参与过临床试验全过程质量控制，并根据发现的问题对现行质量体系进行修订或持续改进。④有岗位职责，职责清晰，分工明确。⑤有质量管理体系，覆盖临床试验全过程。⑥临床试验质量管理制度、标准操作规程等覆盖临床试验全过程、各个环节，并具有可操作性。⑦有基于风险管理的临床试验质量控制计划。⑧制度、标准操作规程有执行，计划有实施、有检查、有落实。⑨重视质量持续改进，针对自查、监查、稽查发现的问题，及时进行原因分析，有改进措施并见成效。

（2）风险管理：①有风险控制计划。②制度健全，有落实机制，应能够预先识别评估风险、控制风险。③有持续监测、防范、有效控制风险的措施。

对各临床试验专业的研究团队有什么要求？

（1）有清晰的组织架构。
（2）有人员相对固定的临床试验研究团队，至少包括3名研究医师和3名其他医务人员(研究护士)。

(3)研究人员组成合理,符合相应岗位职责要求。

(4)研究医师有医学专业本科及以上学历,在本医疗机构中具有注册行医资格;具有相关专业知识和能力。

(5)研究人员均经过 GCP、临床试验相关法规、技术和相关 SOP 的培训,有培训记录和相应培训档案。

195 对受试者知情同意的场所有什么要求?

进行知情同意的场所应是一个独立的空间,在保护受试者隐私的同时,可以让研究者充分、详细向受试者或其监护人介绍临床试验的具体信息,在没有外界干扰的情况下给受试者或其监护人充分的时间了解临床试验的详细情况,进行充分考虑后决定是否参加临床试验。

对于受试者行动能力受限的专业,进行知情同意的场所应便于到达,不要离诊疗区域太远,以免让受试者进行不必要的移动,减少受试者发生意外情况的可能。

196 对接到境外药品监督管理部门的临床试验检查要求的,药物临床试验机构需要做什么?

药物临床试验机构接到境外药品监督管理部门检查药物临床试验要求的,应当在接受检查前将相关信息录入备案平台,并在接到检查结果后5个工作日内将检查结果信息录入备案平台。

197 在药物临床试验机构中临床试验管理部门有哪些职责?

根据《药物临床试验机构管理规定》,药物临床试验机构设立或指定专门的药物临床试验组织管理部门,其职责是统筹药物临床试验的立项管理、试验用药品管理、资料管理、质量管理等相关工作,持续提高药物临床试验质量。

198 与资格认定时相比,药物临床试验机构实行备案制后对医疗机构的要求有哪些变化?

与资格认定时相比,实行备案制后对医疗机构应具备的条件要求增加,主要有以下几个方面:

(1)医疗机构应具有二级甲等以上资质,试验场地应当符合所在区域卫生健康主管部门对院区(场地)管理规定。

(2)开展健康受试者的Ⅰ期药物临床试验、生物等效性试验应当为Ⅰ期临床试验研究室专业。

(3)应具有独立的工作场所、独立的临床试验用药房、独立的资料室。

(4)要求主要研究者应当具有高级职称并参加过3个以上药物临床试验。

(5)具有急危重病症抢救的设施设备、人员与处置能力。

(6)应具有与开展药物临床试验相适应的医技科室,委托医学检测的承担机构应当具备相应资质。

(7)卫生健康主管部门规定的医务人员管理、财务管理等其他条件。

199 不同情况下知情同意书的签署规范是什么?

(1)成年人

1)受试者为有民事行为能力的,由受试者本人进行签署。

2)受试者为无民事行为能力的,应取得其监护人的书面知情同意。

3)受试者为限制民事行为能力的,应取得本人及其监护人的书面知情同意。

当监护人代表受试者知情同意时,应当在受试者可理解的范围内告知受试者临床试验的相关信息,并尽量让受试者亲自签署知情同意书和注明日期。

（2）未成年人

1）年满8周岁且有认知能力的，应取得本人及其监护人的书面知情同意。

2）年满8周岁但无认知能力的（如智力认知障碍），应取得其监护人的书面知情同意并结合伦理意见。

3）不足8周岁的未成年人，无民事行为能力的，应当取得其监护人或法定代理人的书面知情同意。

儿童作为受试者，应当征得其监护人的知情同意并签署知情同意书。当儿童有能力做出同意参加临床试验的决定时，还应当征得其本人同意，如果儿童受试者本人不同意参加临床试验或者中途决定退出临床试验时，即使监护人已经同意参加或者愿意继续参加，也应当以儿童受试者本人的决定为准，除非在严重或者危及生命疾病的治疗性临床试验中，研究者、其监护人认为儿童受试者若不参加研究其生命会受到危害，这时其监护人的同意即可使患者继续参与研究。在临床试验过程中，儿童受试者达到了签署知情同意的条件，则需要由本人签署知情同意之后方可继续实施。

（3）紧急情况下，参加临床试验前不能获得受试者的知情同意时，其监护人可以代表受试者知情同意，若其监护人也不在场时，受试者的入选方式应当在试验方案以及其他文件中清楚表述，并获得伦理委员会的书面同意。同时，应当尽快得到受试者或者其监护人可以继续参加临床试验的知情同意。

研究者实施知情同意在什么情况下需要有公正见证人？

若受试者或者其监护人缺乏阅读能力，应当有一位公正的见证人见证整个知情同意过程。研究者应当向受试者或者其监护人、见证人详细说明知情同意书和其他文字资料的内容。如受试者或者其监护人口头同意参加试验，在有能力情况下应当尽量签署知情同意书，见证人还应当在知情同意书上签字并注明日期，以证明受试者或者其监护人就知情同意书和其他文字资料得到了研究者准确地解释，并理解了相关内容并同意参加临床试验。

公正见证人可以是科室医师、护士吗?

公正见证人是指与临床试验无关,不受临床试验相关人员不公正影响的个人,在受试者或者其监护人无阅读能力时,作为公正的见证人,阅读知情同意书和其他书面资料,并见证知情同意。公正见证人作为独立于临床试验的个人,为避免受到与试验有关人员的不公正影响,不建议由科室医师或护士等工作人员担任。

参加非治疗临床试验,在什么条件下可以由监护人代表受试者签署知情同意?

当受试者参加非治疗性临床试验,应当由受试者本人在知情同意书上签字同意和注明日期。只有符合下列条件,非治疗临床试验可由监护人代表受试者知情同意:①临床试验只能在无知情同意能力的受试者中实施。②受试者的预期风险低。③受试者健康的负面影响已减至最低。④法律法规不禁止该类临床试验的实施。⑤该类受试者的入选已经得到伦理委员会审查同意。

该类临床试验原则上只能在患有试验药物适用的疾病或者状况的患者中实施。在临床试验中应当严密观察受试者,若受试者出现过度痛苦或者不适的表现,应当让其退出试验,还应当给予必要的处置以保证受试者的安全。

在重大突发公共卫生事件下的临床试验,受试者保护方面应把握哪些核心原则?

如发生重大突发公共卫生事件,对于正在开展的临床试验,在保护受试者方面应把握以下几大原则:①强调受试者保护。应把受试者以及研究人员的安全放在首位,所有临床试验执行的一切措施都应以保护受试者和研究相关人员的安全为准则。②酌情考虑修改方案。应评估临床试验的方案实施是否会因重大突发公共卫生事件如疫情而需要明显改动(如增加实验室检查或者操作),如果是,必要时应进行方案修订,不能进行方案修订的应暂缓实施,等疫情结束;若否,应尽量遵循原方案实施。对于试验流程不明显的更改(比如现场简单访视改为电话访视等),在不影响受试者获益及安全情况下,此种特殊情况下的试验流程的更改可以记录方案违背及其原因,疫情过后继续执行原试验方案。③及时向受试者通报。疫情期间,临床试验参与各方应保持密切的沟通,可通过信息化技术、互联网平台等多个途径,及时互通信息,确保各方即时、同频率地了解试验实际进展情况。

204 受试者在知情同意时应被告知哪些内容?

(1)试验目的。评价一项试验的目的就在于考察其安全性和有效性。同时,应强调一项试验,其性质本身就是一种研究,只有在安全性和有效性得到确实保障后,才能允许试验用药品上市及正式应用于临床。

(2)试验内容与过程。包括试验步骤及所需时间、试验中观察有利和无利的项目及检查的频率、留取血样本的总量等。使受试者知晓本次试验本人需要付出什么,也使其在理解试验过程后能更好地配合试验。

(3)试验的益处和风险。预测参加试验会缓解或治愈原有疾病的可能性和可能出现的不良反应及程度,使受试者事先可权衡参加试验的利弊,做好充分的思想准备。

(4)目前此疾病的其他诊治方法及可能的风险和受益。受试者对所患疾病的诊治方法有更全面的了解,能更实事求是地决定是否参加试验。

(5)试验分组。随机对照试验时,有可能被随机分入试验组或对照组,因此还需告知对照试验的益处及风险。

(6)参加试验自愿原则。受试者了解上述情况后,必须自愿做出是否参加试验的决定。告知受试者无需任何理由,可在任何时间退出试验,不会受到任何歧视或报复,不影响和研究者的关系及今后的治疗。

(7)个人治疗保密。明确受试者参加试验及个人试验资料为个人隐私。

(8)受试者补偿。如发生与试验相关的非正常损害时,受试者可获得及时、适当的治疗及赔付等补偿。

临床试验中,药物临床试验机构如何保证受试者安全?

(1)制定《药物临床试验中突发事件的防范和处理预案的SOP》。
(2)成立院内应急抢救专家组。
(3)各专业科室成立抢救小组。
(4)在试验开始前要求研究者熟悉方案、相关抢救预案。
(5)在启动会时向全体研究人员讲解方案、SOP。
(6)制定SAE处理流程。

临床试验中,如何保护无知情能力者?

对于无知情同意能力者参与研究,如果具有潜在个人获益,风险必须最小化,预期潜在个人获益应超过风险。如果没有潜在个人获益,需满足以下两个条件:

(1)如果研究对象既包括有知情同意能力者,又包括无知情同意能力者,应该首先在前者中进行研究,除非如果没有后者参加就无法获得所需的数据。

(2)风险必须最小化且风险程度不得超过最小风险。

如果上述研究的社会价值令人信服且该研究不能在具有知情同意能力者中进行,伦理委员会可以允许风险稍高于最小风险。

允许为受试者提供没有潜在个人获益但不超过最小风险的研究程序。特殊保护措施可以设计为促进自愿的决定,限制违反保密规定的可能性,并以其他方式保护受伤害风险增加者的利益。

开展临床试验，其风险能被接受的基本条件是什么？

（1）对受试者具有潜在个人获益的研究：风险已被最小化且潜在个人获益超过预期风险。根据预期风险与获益，已有临床证据提示研究干预比目前有效的替代方法同样有利。

（2）对受试者没有潜在个人获益的研究（非治疗性临床试验，即对受试者没有预期的诊断、治疗或预防等临床获益的研究）：风险必须最小化且风险与研究所获得的社会和科学价值相比是适当的。

伦理委员会的审查意见决定着一个临床试验是否可以开展，那么伦理委员会的审查应由谁来监管？

（1）备案监管。国家卫生主管部门要求医院伦理委员会在指定网站备案，要求向医疗卫生机构执业许可证的卫生主管部门备案，要求开展药物临床试验的机构要向国家药监局备案。

（2）检查监管。如国家药监局日常开展的GCP检查所涉及的伦理委员会工作；2016年，原国家卫生和计划生育委员会第11号令《涉及人的生物医学研究伦理审查办法》要求省级以上"医学伦理专家委员会"承担检查监督指导伦理委员会的职责。国家及省级卫生健康委员会要求的其他检查。

（3）自我监管。药物临床试验机构在建设发展的同时，必将伦理审查工作质量体系纳入其中。

伦理委员会应明确要求研究者及时报告哪些事项?

研究者应及时报告包括但不限于以下内容：临床试验实施中为消除对受试者紧急危害的试验方案的偏离或者修改；增加受试者风险或者显著影响临床试验实施的改变；所有可疑且非预期严重不良反应；可能对受试者的安全或者临床试验的实施产生不利影响的新信息。

未经伦理委员会审批擅自开展临床研究,需要承担何种法律责任?

《涉及人的生物医学研究伦理审查办法》规定，项目研究者的研究项目或者研究方案未获得伦理委员会审查批准，擅自开展项目研究工作的，由县级以上地方卫生健康行政部门责令限期整改，并可根据情节轻重给予通报批评、警告；对主要负责人和其他责任人员，依法给予处分；给他人人身、财产造成损害的，应当依法承担民事责任；构成犯罪的，依法追究刑事责任。

什么是前置伦理审查?

前置伦理审查是指临床试验项目在取得国家药品监督管理局许可前，先进行伦理审查，打破先获得许可再开始伦理审查的传统模式，对临床试验机构及伦理委员会审查能力和水平的要求更高，前置伦理申请与审查流程的实施可缩短临床试验项目启动的等待时间。

规范伦理委员会发展建设的指南有哪些?

我国关于伦理委员会的规定最早见于1995年原卫生部颁布的《临床药理基地管理指导原则》,经过二十多年的发展,我国关于伦理委员会制度的法律法规不断完善,主要有原国家卫生与计划生育委员会颁布的《涉及人的生物医学研究伦理审查办法》、原国家食品药品监督管理总局颁布的《药物临床试验伦理审查工作指导原则》,国家中医药管理局颁布的《中医药临床研究伦理审查管理规范》,国家卫生健康委医学伦理专家委员会办公室、中国医院协会发布的《涉及人的临床研究伦理审查委员会建设指南(2019/2020版)》等。以及世界医学会制定的《赫尔辛基宣言》和国际医学科学理事会制定的《涉及人的健康相关研究国际伦理指南》等国际国内通用伦理准则。

哪些单位应设伦理委员会?

原国家卫生计生委发布的《涉及人的生物医学研究伦理审查办法》第七条规定,从事涉及人的生物医学研究的医疗卫生机构是涉及人的生物医学研究伦理审查工作的管理责任主体,应当设立伦理委员会。也就是说,凡涉及人的生物医学研究工作的医疗卫生机构均应当设立伦理委员会,经伦理委员会审查同意后,方可开展相应研究工作。

受试者因故无法返院完成项目随访及相关检验检查时,是否可以在当地医院完成?

出于对受试者健康、安全性的保护,研究者应当与受试者充分沟通、解释,让其尽可能按时返院完成随访。

确实无法返院时,研究者应及时向申办方反馈与确认,并讨论在当地医院完成检验/检查的可行性。在申办方及方案允许的情况下,受试者可以在当地二级甲等及以上医院进行检验/检查(方案规定的检查项目请选择全自费),并及时向研究者反馈检验/检查结果,研究者根据受试者反馈的检验/检查结果及时判断受试者新发不良事件、随访受试者既往不良事件,决定后续治疗(尽量收集外院实验室正常值范围及室间质评证书)。

研究者应当将以上过程详细、完整记录于研究病历中,受试者留存检验/检查结果及发票快递至研究中心或下次随访时带回,相关费用凭发票报销。

215 受试者签署知情同意书之前的既往病史、检验检查结果,是否可以给申办方或项目组作为判定符合入排标准的依据来预审?

个人以受试者身份参与临床试验必须是自愿的。签署知情同意书即是受试者个人表达自愿同意参加临床试验的一种形式,研究者有责任保护受试者的生命、健康、尊严、公正、自主决定权、隐私和个人信息。在受试者未签署知情同意书前,不允许任何形式泄露、传递、公开受试者的任何信息,包括收集病史及进行检验/检查,更不允许将病史及检验/检查结果以任何形式发给申办方或项目组预审。

216 当受试者或其监护人缺乏阅读能力时,签署知情同意书需有公正见证人参与,是否需要记录公正见证人的身份信息?

公正见证人在受试者或其监护人缺乏阅读能力时,见证整个知情同意过程。原始记录中应当包含公正见证人以下信息:有效联系方式、身份证复印件、工作信息、实际居住地址等;记录的方式和途径没有做具体要求,需同时保存好相应的身份信息证明材料。

217 紧急情况下,是否可以不获得受试者本人的知情同意就开展临床试验?

紧急情况下,参加临床试验前不能获得受试者的知情同意时,其监护人可以代表受试者知情同意,若其监护人也不在场时,受试者的入选方式应当在试验方案以及其他文件中清楚表述,并获得伦理委员会的书面同意。同时,应当尽快得到受试者或者其监护人可以继续参加临床试验的知情同意。

218 什么是质量控制?

2020 年,NMPA 发布的 GCP 中,质量控制是指在临床试验质量保证系统中,为确证临床试验所有相关活动是否符合质量要求而实施的技术和活动。2016 年,ICH GCP 中,质量控制是指在质量保证系统内所采取的操作技术和活动,以查证与试验相关的活动都符合质量要求。两者的定义基本一致。

219 什么是质量保证?

2020 年,NMPA 发布的 GCP 中,质量保证是指在临床试验中建立的有计划的系统性措施,以保证临床试验的实施和数据的生成、记录和报告均遵守试验方案和相关法律法规。2016 年,ICH GCP 中,质量保证是指为保证试验的进行和数据产生、记录以及报告都符合 GCP 和适用管理要求所建立的有计划的系统活动。两者的定义基本一致。

什么是质量管理？

1995年颁布的中华人民共和国国家标准GB/T 6583—1994,质量管理和质量保证(术语)中,质量管理是指确定质量方针、目标和职责并在质量体系中通过诸如质量策划、质量控制、质量保证和质量改进使其实施的全部管理职能的所有活动。

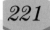 **质量管理、质量保证、质量控制三者关系如何？**

质量控制是为获得临床试验质量问题,了解试验实施的质量状况而进行的具体的技术和行为,是质量保证和质量管理的基础。质量保证是根据影响临床试验质量的各种因素,制定、建立和不断完善的一种有计划的行为,而质量控制是其中重要的一个环节,也是验证质量保证体系是否有效的手段。所有与临床试验质量相关的活动都属于质量管理的范畴,质量控制和质量保证是其中的两种行为,为最终提高临床试验质量的目的而服务。

 临床试验质量管理的基本原则有哪些？

参阅2019年9月9日广东省药学会发布的《药物临床试验质量管理·广东共识(2019)》总结与提出的原则,药物临床试验质量管理应按以下的基本原则推行:

(1)保护受试者的权益、安全和健康是临床试验的基本前提。
(2)临床试验数据的真实、可靠与合规是临床试验质量的核心要素。
(3)严格遵守《药品管理法》《药物临床试验质量管理规范》《药品注册管理办法》,以及ICH GCP等相关法规和要求。

（4）严格执行试验方案和相关制度/标准操作规程（SOP）。
（5）质量是做出来的而不是查出来的，从源头抓起，鼓励第一次就做对。
（6）质量管理体系的构建应符合临床试验特点、行之有效、切实可操作。
（7）打造质量文化，试验各方均应恪守各自的职责，对所承担的工作质量负责。

申办者应当如何建立临床试验的质量管理体系？

申办者的临床试验的质量管理体系应当涵盖临床试验的全过程，包括临床试验的设计、实施、记录、评估、结果报告和文件归档。质量管理包括有效的试验方案设计、收集数据的方法及流程、对于临床试验中做出决策所必需的信息采集。

临床试验质量保证和质量控制的方法应当与临床试验内在的风险和所采集信息的重要性相符。申办者应当保证临床试验各个环节的可操作性，试验流程和数据采集避免过于复杂。试验方案、病例报告表及其他相关文件应当清晰、简洁和前后一致。

申办者应当履行管理职责。根据临床试验需要可建立临床试验的研究和管理团队，以指导、监督临床试验实施。研究和管理团队内部的工作应当及时沟通。在药品监督管理部门检查时，研究和管理团队均应当派员参加。

申办者如何基于风险进行质量管理？

试验方案制订时应当明确保护受试者权益和安全以及保证临床试验结果可靠的关键环节和数据。

应当识别影响临床试验关键环节和数据的风险。该风险应当从两个层面考虑：系统层面，如设施设备、标准操作规程、计算机化系统、人员、供应商等；临床试验层面，如试验药物、试验设计、知情同意过程、试验访视及数据收集和记录等。

风险评估应当考虑在现有风险控制下发生差错的可能性；该差错对保护受试者权益和安全，以及数据可靠性的影响；该差错被监测到的程度。

应当识别可减少或者可被接受的风险。减少风险的控制措施应当体现在试验方案的设计和实施、监查计划、各方职责明确的合同、标准操作规程的依从性，以及各类培训。

预先设定质量风险的容忍度时，应当考虑变量的医学和统计学特点及统计设计，以鉴别影响受试者安全和数据可靠的系统性问题。出现超出质量风险容忍度的情况时，应当评估是否需要采取进一步的措施。

临床试验期间，质量管理应当有记录并及时与相关各方沟通，促使风险评估和质量持续改进。

申办者应当结合临床试验期间的新知识和经验，定期评估风险控制措施，以确保现行的质量管理的有效性和适用性。

申办者应当在临床试验报告中说明所采用的质量管理方法，概述严重偏离质量风险容忍度的事件和补救措施。

225 申办者的质量保证和质量控制应当符合哪些要求？

申办者负责制定、实施和及时更新有关临床试验质量保证和质量控制系统的标准操作规程，确保临床试验的实施、数据的产生、记录和报告均遵守试验方案、GCP规范和相关法律法规的要求。

临床试验和实验室检测的全过程均需严格按照质量管理标准操作规程进行。数据处理的每个阶段均有质量控制，以保证所有数据是可靠的，数据处理过程是正确的。

申办者应当与研究者和临床试验机构等所有参加临床试验的相关单位签订合同，明确各方职责。

申办者与各相关单位签订的合同中应当注明申办者的监查和稽查、药品监督管理部门的检查可直接去到试验现场，查阅源数据、源文件和报告。

226 药物临床试验机构如何建立临床试验质量保证体系？

临床试验质量涉及各个方面，我们可以从以下五个方面着手建立临床试验质量保证体系：①制定全面的、具有可行性的临床试验相关制度和 SOP。②建立具有丰富 GCP 和临床试验技能经验的临床试验团队。③对参与临床试验的部门和人员进行系统的 GCP 和临床试验技能培训。④设置全面的、有效的机构内部质量控制措施、保障外部的监查、稽查和检查。⑤通过临床试验管理和实施的信息化建设提高临床试验的质量和管理效率。

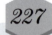

227 药物临床试验机构如何设置全面的、有效的机构内部质量控制措施？

机构内部的质量控制一般包括两个层面，第一层面是各研究专业在实施临床试验时，研究者团队（包括 PI 和其他研究人员）的质量控制；第二层面是机构办公室设置的质量管理人员进行的质量控制。作为临床试验的实施者和管理者，研究者及机构办公室的两个层面质量控制的真正实现对临床试验的质量会有极大的提升。但目前国内的现状，大部分研究者层面的质量控制多流于形式，机构层面质量控制也因机构办公室质量管理人员的质量控制经验参差不齐而得不到足够的保证。

228 试验研究团队层面的质量控制如何实施？

该层面的质量控制由参加临床试验的研究者（包括 PI 和其他研究人员）进行，体现在临床试验的整个流程中，包括：

（1）对方案、研究病历、知情同意书的制定和审核。
（2）项目开始前召开试验项目准备会，PI 应安排试验各环节研究者的分工及试验物资准备、仪器设备的调试。
（3）协助申办者召开项目启动会，对研究者进行方案培训，确保研究者按方案要求实施试验各环节。
（4）试验过程中主要研究者在研究者授权分工表上进行审核签名。
（5）试验过程中各环节操作人员需掌握各自的工作内容，熟悉并严格按照方案及相应的 SOP 操作。
（6）试验过程中关键环节（如：知情同意书签署、入选排除标准判定、试验用药品使用等）研究者需再三核对。
（7）试验结束后，研究者应配合申办者召开数据审核会，对临床试验中的关键数据进行确认，确保所有临床试验数据的准确性、完整性。
（8）总结报告：研究者应保证总结报告的格式与相关要求相一致，报告中的数据结果与原始数据相对应，主要研究者需在报告中签字。
（9）临床试验必备文件的归档：按照 GCP 和 SOP 的要求进行必备文件的归档工作，必备应当至少保存至试验药物被批准上市后 5 年。

机构层面的质量控制如何实施？

具体来讲，机构办公室应当做到以下五点：
（1）配备质量控制人员负责在本机构实施的临床试验质量。
（2）制定质量保证和质量控制方面的制度和 SOP。
（3）根据临床试验项目的风险、实施临床试验专业和研究团队的临床试验经验和水平制定质量控制计划、质量控制内容、质量控制频次和持续改进方案。
（4）根据质量控制 SOP 按质量控制流程进行质量控制。
（5）根据质量控制 SOP 管理质量控制试验文件资料。

进行质量控制时可采用的检查标准有哪些？

2015 年 11 月 10 日，NMPA 发布的《药物临床试验数据现场核查要点》。

2009年11月2日，NMPA发布的《药物临床试验机构资格认定复核检查标准-专业部分》(B1-5)。

2014年3月9日，北京市药品监督管理局发布的《北京市药物临床试验机构日常监督检查标准(试行)》(三、专业项目)。

其他地方标准及行业共识。

231 临床试验实施过程中常见的质量问题有哪些？

临床试验参与人员众多，过程复杂，出现的问题也五花八门。根据2015年NMPA颁布的《药物临床试验数据现场核查要点》，结合国家药品监督管理局食品药品审核查验中心2017年7月21日颁布的药物临床试验数据核查阶段性报告(2015年7月—2017年6月)列举的数据，临床试验实施过程中常见的质量问题包括九个方面：临床试验条件与合规性、临床试验文件管理、知情同意过程及知情同意书签署、方案实施、试验文件记录及数据溯源、AE及SAE、合并用药、试验用药品管理、生物样本管理。

232 如何使用PDCA质量管理方法科学地处理临床试验过程中的质量问题？

PDCA是英语单词plan(计划)、do(执行)、check(检查)和act(行动)的第一个字母，PDCA循环就是按照P-D-C-A这样的顺序进行全面质量管理，并且循环不止地进行下去的科学程序。在临床试验实施过程中通过监查、稽查、机构内部质量控制等行为发现临床试验项目中存在质量问题时，可通过以下四个步骤进行处理。

①计划阶段(P)，分析产生质量问题的各种原因和影响因素；从各种原因中找出质量问题的主要原因；针对造成质量问题的主要原因，制订技术措施方案，提出解决措施的计划并预期效果，然后具体落实到执行者、时间

进度、地点和完成方法等各个方面。②执行阶段(D)，就是将指定的计划和措施，具体组织实施。③检查阶段(C)，是在计划执行过程中或执行之后，检查执行情况是否符合计划的预期结果。④处理阶段(A)，总结经验教训，巩固成绩，处理差错，正确的加以肯定，总结成文，制定或修订制度和标准。

PDCA 的方法可以使临床试验质量问题处理的方法和工作步骤更加条理化、系统化、科学化，更具有针对性。可分解并简化复杂的临床试验质量问题，剖析产生问题的根源，在处理临床试验质量具体问题的同时还能解决或缓解问题的根源，起到建立和完善质量保证体系的目的，避免同类问题的再次发生。

对Ⅰ期临床试验的研究团队和主要研究者的资质有哪些要求？

为加强对药物Ⅰ期临床试验管理的指导，有效地保障受试者的权益与安全，确保试验结果科学可靠，进一步提高药物临床试验质量，根据《药物临床试验质量管理规范》(GCP)，原国家食品药品监督管理局组织起草了《药物Ⅰ期临床试验管理指导原则(试行)》并于 2011 年 12 月 2 日发布。其中对Ⅰ期试验研究室的团队人员有如下要求：应配备研究室负责人、主要研究者、研究医师、药师、研究护士及其他工作人员。所有人员应具备与承担工作相适应的专业特长、资质和能力。实验室人员应符合《实验室管理指南》的要求。

对研究室负责人及主要研究者的资质有如下要求：

研究室负责人：研究室负责人总体负责Ⅰ期临床试验的管理工作，保障受试者的权益与安全。研究室负责人应具备医学或药学本科以上学历并具有高级职称，具有 5 年以上药物临床试验实践和管理经验，组织过多项Ⅰ期临床试验。

主要研究者：研究室负责人和主要研究者可以是同一人。主要研究者负责Ⅰ期临床试验的全过程管理，熟悉与临床试验有关的资料与文献，确保试验顺利进行。主要研究者应具备医学或药学本科或以上学历、高级技术职称，具有系统的临床药理专业知识，至少 5 年以上药物临床试验经验，有负责过多项Ⅰ期临床试验的经历。

234 数据和安全监查委员会成员由哪些人担任？

数据和安全监查委员会（Data and Safety Monitoring Board，DSMB），也称为独立的数据监查委员会（IDMC）、监查委员会，数据监查委员会，是指由申办者设立的独立的数据监查委员会，在临床研究期间定期对临床试验的进展、安全性数据和重要的有效性终点进行评估，并向申办者建议是否继续、调整或者停止试验。在西方国家，DSMB 除了由申办者组建，还可以由主要研究者、主要研究者所在的研究机构组建。数据和安全监查委员会（DSMB）均由相关专业的临床专家、生物统计学家、临床试验专家、医学伦理学专家、毒理学专家、流行病学专家等组成，且至少包括一位相关专业临床专家和一位统计学专家。对于具有异常高风险或对公共健康有广泛影响的试验，可能需要包括一名对临床试验的设计、进行和解释有充分了解的医学伦理学家。成员数通常建议为 3~6 人为宜。

235 所有临床研究都需要设立数据和安全监查委员会（DSMB）吗？哪些情况需要设立 DSMB？

并不是所有的临床研究都需要设立数据和安全监查委员会（DSMB）。当研究的目的在于挽救生命，预防严重疾病的进展或降低严重不良后果的风险时，或者一项研究需要进行中期数据分析，以确保受试者的安全时，DSMB 的设立与实施就会变得至关重要。

以下研究通常需要考虑设立 DSMB：

（1）对照研究，其主要终点或次要终点是死亡，或者发生严重疾病。

（2）随机对照的研究，其主要研究的目的是评价降低严重疾病的发生率或死亡率的一个新干预研究的有效性和安全性。

（3）高风险干预的研究。

（4）创新型的干预措施的研究早期阶段其临床安全性信息非常有限或先前的资料提示有潜在的严重不良后果的可能。

（5）设计复杂的研究，或预期累积的研究数据无法解释的研究，或累积的研究可能影响研究的设计或受试者安全性的研究，尤其是长期的研究。

（6）研究中获得数据证明应终止研究，如一个干预研究的目的是降低严重疾病的发生率或死亡率，而事实可能是有不良反应或缺乏疗效，导致发病或死亡。

（7）涉及弱势群体的研究。

（8）大型的多中心研究。

数据和安全监查委员会的独立性如何理解？

数据和安全监查委员会成员，需要始终将维护受试者的安全和研究的真实准确和完整性放在首位，不应受其他任何因素的影响。因此，DSMB成员的独立性对于他们做出公正准确的判断至关重要。任何与临床试验有经济、知识产权或其他利益关系人员不能够成为DSMB的成员。

如何确保DSMB的独立性呢？

首先，DSMB成员不受目前正在开展的临床试验中任意一名研究者的管理，申办者和研究者更不能作为正在开展临床试验的DSMB成员。DSMB成员和试验结果无直接利益关系，且必须公开他们与申办者及CRO公司的利益关系。

其次，方案设计团队成员可以参加DSMB审核方案公开会议，但不能参加审核方案的闭门会议。申办方负责决定DSMB成员公开的利益或顾问关系是否对他们判断的客观性有重大的影响。如果DSMB成员与申办者及CRO公司有任何利益关系的变化，都应该向DSMB主席和申办方汇报。在每次DSMB会议开始时，都应查询核实DSMB成员利益关系是否发生了改变。

237. 在重大公共卫生突发事件如新型冠状病毒肺炎疫情期间，药物临床试验在保护受试者安全，落实申办者主体责任，保证临床试验质量和数据真实、准确、完整和可追溯方面有哪些基本原则？

（1）受试者保护原则。药物临床试验应优先保护受试者的权利和利益，应严格遵守《中华人民共和国药品管理法》《药物临床试验质量管理规范》（以下简称 GCP）和 ICH 发布的相关技术指南，在符合相应要求的临床试验机构实施。申办者对临床试验及安全风险管控承担主体责任，对临床试验的安全性和质量负总责，临床试验各有关方承担相应责任。药物临床试验机构是药物临床试验中受试者权益保护的责任主体。伦理委员会负责审查药物临床试验方案的科学性和伦理合理性，审核和监督药物临床试验研究者的资质，监督药物临床试验开展情况。研究者是实施临床试验并对临床试验质量及受试者权益和安全负责的试验现场的负责人。申办者应按照临床试验通知书、药物临床试验批件或者药物临床试验备案信息中的相关要求开展临床试验。申办者应评估试验药物对受试者的影响，必要时采取措施并及时将处理结果报告国家药品监督管理局药品审评中心。

疫情期间，参加临床试验的所有人员应按照国家发布的疫情防控工作要求采取个人防护措施，特别是应加强受试者个人防护管理，切实保护受试者。

（2）药物警戒与风险管理。申办者应加强临床试验期间药物警戒体系建设。应严格按照药物警戒工作要求开展安全信号监测、风险识别、风险评估和风险控制，按要求及时上报可疑且非预期严重不良反应（SUSAR）、其他潜在的严重安全性风险信息，实施有效的风险控制措施。

应针对已知和潜在风险制订完善的风险管理计划，制订科学严谨的临床试验方案和知情同意书，并根据疫情和研究进展不断进行更新和完善。

申办者应制定明确的停药标准，若发现存在安全性问题或者其他风险，应及时调整临床试验方案，暂停或者终止临床试验，并及时报告研究者及临床试验机构、伦理委员会和药品审评中心。建议针对安全性风险及时向药品审评中心提出沟通交流。

申办者应考虑建立 DSMB，定期对临床试验的进展、安全性数据和重要的有效性终点进行评估。

（3）遵循药物临床试验质量管理规范。参与临床试验的各方应严格遵循药物临床试验质量管理规范的各项要求，确保试验数据真实、完整、可靠。各方应认真履行临床试验中的相关职责，确保任何一方在疫情期间履职到位。申办者和研究者因疫情等直接或间接原因导致的方案偏离，应及时评估风险，并根据相关要求如实记录，涉及受试者安全的应及时报告伦理委员会。伦理委员会应及时对接收到的各类报告依据标准操作规程进行审查并做出结论，尽到保护受试者权益的责任，不应因审查不及时而延误受试者得到及时治疗、检查和评估。

疫情期间会面临涉及临床试验方案变更、试验场所改变、新研究者加入、各方计划外沟通交流等，这些均应如实记录并存档备查。对于应报伦理委员会审查的临床试验方案、知情同意书以及伦理委员会履行其职责所需要的其他文件的变更，应当及时报伦理委员会审查。临床试验期间记录的原始文件应完整保存，除正常记录受试者的各类试验相关信息外，因疫情原因导致受试者的任何与试验相关的方案偏离、退出或终止试验、安全性信息等均应按照GCP中原始文件的要求进行记录、修改和报告。

（4）遵循行业指南与共识。如FDA关于COVID-19大流行期间医疗产品临床试验实施指南，中国临床研究能力提升与受试者保护高峰论坛（CCHRPP）工作委员会关于《重大突发公共卫生事件（传染性疾病）一级响应下临床试验管理共识》等。

238 在重大公共卫生突发事件如新型冠状病毒肺炎疫情期间，临床试验的监查和稽查方面有哪些特殊考虑？

在临床试验监查和稽查方面，如果现场监查可以进行，其监查范围应当充分考虑相关法规的要求、监查的紧迫性以及临床试验机构工作人员的时间可行性。临床试验机构对申办方组织的监查和稽查，以及药品监督管理部门的检查应给予支持与配合。临时替代措施可能包括取消或推迟现场监查访视，延长监查访视的间隔，进行电话和视频访问，采取中心化监查和远程监查。中心化监查可通过电子化系统（如电子数据采集系统等）进行，动态监测临床试验实施情况，以确保数据质量。远程监查主要关注原始数据溯源，因可能涉及受试者隐私，应在保证受试者隐私安全的前提下慎重选择。申办者应仔细记录无法或不得不延迟对临床试验机构进行监查的情况、监查结果及已采取的相关措施，并制定措施，待情况恢复正常后，加强后续监查。

对于稽查被认为是必不可少的关键试验，在与研究者及临床试验机构达成一致后可考虑进行现场或远程稽查。

239 在重大公共卫生突发事件如新型冠状病毒肺炎疫情期间，如何应用临床试验数字化技术？

受疫情影响，传统临床试验面临着许多实际困难，可尝试选择远程智能临床试验方法，借助智能化临床试验管理平台及远程通信技术，以受试者为中心开展临床试验。包括采用受试者远程访视、中心化监查、电子问卷和电子文件来实现受试者安全信息的实时监测；采用电子化患者招募，如在社交媒体或者招募平台发布试验信息进行患者招募；进行远程知情，受试者注册成功后完成电子知情同意书并获得受试者ID；受试者通过具备药品第三方物流资质的企业在家接收试验药物以及所需的试验室试剂盒；应用智联沟通平台保证受试者与研究者及时沟通；利用验证过的传感器与医疗器械，并通过确定新型终点进行身体指标采集；选择医护人员上门服务或选择就近医疗机构参与远程临床试验；建立整合技术平台等各个业务和技术模块。

随着临床试验电子化系统中远程监查和数据管理系统建设的逐渐成熟，疫情期间可采用中心化监查和远程监查相结合的数字化技术来开展药物临床试验。

240 什么是真实世界研究？

真实世界研究（real world study，RWS），即在真实世界环境下收集与患者有关的数据（real world data，RWD），通过分析RWD，获得医疗产品的使用价值及潜在获益或风险的临床证据（real world evidence，RWE）。主要研究类型是观察性研究,也可以是临床试验,但与RCT不同,通常采用实用性临床试验(pragmatic clinical trials, PCT)。

真实世界研究的概念最早在2010年由中医科学家引入中国。2016年,美国国会通过《21世纪治愈法案》,明确FDA可以在合适情况下使用真实世界数据,作为医疗器械及药品上市后研究及新适应证开发的审批证据。随后,真实世界研究成为制药巨头拓展的重要方向。2018年,中国首个RWS指南(《2018年中国真实世界研究指南》)发布。2020年1月国家药品监督管理局发布国内首个《真实世界证据支持药物研发与审评的指导原则(试行)》。RWS对应的是RCT,RCT一般被认为是评价药物安全性和有效性的金标准,并为药物临床研究普遍采用。

器 械 篇

本篇所述医疗器械不包括按照医疗器械管理的体外诊断试剂(IVD),仅就个别问题做出相关解释。

什么是医疗器械?

根据 2017 年 5 月 4 日发布的《医疗器械监督管理条例》(2017 修正)(国务院令第 680 号),医疗器械是指直接或者间接用于人体的仪器、设备、器具、体外诊断试剂及校准物、材料以及其他类似或者相关的物品,包括所需要的计算机软件;其效用主要通过物理等方式获得,不是通过药理学、免疫学或者代谢的方式获得,或者虽然有这些方式参与但是只起辅助作用;其目的是:①疾病的诊断、预防、监护、治疗或者缓解。②损伤的诊断、监护、治疗、缓解或者功能补偿。③生理结构或者生理过程的检验、替代、调节或者支持。④生命的支持或者维持。⑤妊娠控制。⑥通过对来自人体的样本进行检查,为医疗或者诊断目的提供信息。

对比 2000 年 4 月 1 日生效的《医疗器械监督管理条例》(国务院令第 276 号),可以发现医疗器械的定义范围扩大,不再局限于传统的预防、诊断和治疗,而是扩大到以医疗为目的的直接或间接作用于人体的各种物品,与 2014 年 6 月 1 日版本相同。

什么是无源医疗器械?什么是有源医疗器械?

根据 2016 年 1 月 1 日实施的《医疗器械分类规则》(国家食品药品监督管

理总局令第15号）：

无源医疗器械是指不依靠电能或者其他能源，但是可以通过由人体或者重力产生的能量，发挥其功能的医疗器械。

有源医疗器械是指任何依靠电能或者其他能源，而不是直接由人体或者重力产生的能量，发挥其功能的医疗器械。

什么是植入医疗器械，侵入医疗器械或接触人体医疗器械？

根据2016年1月1日实施的《医疗器械分类规则》（国家食品药品监督管理总局令第15号）：

植入医疗器械是指借助手术全部或者部分进入人体内或腔道（口）中，或者用于替代人体上皮表面或眼表面，并且在手术过程结束后留在人体内30日（含）以上或者被人体吸收的医疗器械。

侵入医疗器械是指借助手术全部或者部分通过体表侵入人体，接触体内组织、血液循环系统、中枢神经系统等部位的医疗器械，包括介入手术中使用的器材、一次性使用无菌手术器械和暂时或短期留在人体内的器械等。本规则中的侵入器械不包括重复使用手术器械。

接触人体医疗器械是指直接或间接接触患者或者能够进入患者体内的医疗器械。

什么是医疗器械临床试验？

医疗器械临床试验，是指在国家药品监督管理局进行备案的医疗器械临床试验机构中，对拟申请注册的医疗器械在正常使用条件下的安全性和有效性进行确认或者验证的过程。

245 什么是医疗器械GCP？

医疗器械GCP是《医疗器械临床试验质量管理规范》的简称，是对医疗器械临床试验全过程的规定，包括试验方案设计、实施、监查、核查，以及数据采集、记录、结果分析及总结报告等。实施医疗器械GCP的目的是加强对医疗器械临床试验的管理，维护医疗器械临床试验过程中受试者权益，保证医疗器械临床试验过程规范，结果真实、科学、可靠和可追溯。我国的医疗器械GCP根据《医疗器械监督管理条例》制定。

246 什么是医疗器械临床试验机构备案？

医疗器械临床试验机构备案，是指医疗器械临床试验机构按照《医疗器械临床试验机构条件和备案管理办法》规定的条件和要求，将机构概况、专业技术水平、组织管理能力、伦理审查能力等信息提交食品药品监督管理部门信息平台进行存档、备查的过程。

247 《医疗器械临床试验机构条件和备案管理办法》何时实施？

原国家食品药品监督管理总局会同原国家卫生和计划生育委员会制定了《医疗器械临床试验机构条件和备案管理办法》，自2018年1月1日起施行。

医疗器械临床试验应当遵循的基本原则是什么?

医疗器械临床试验应当遵循伦理原则、科学原则以及依法原则,即遵循GCP及相关法规、指南的要求。

249 我国医疗器械 GCP 是如何发展的?主要包括哪些内容?

我国医疗器械 GCP 的产生比药物 GCP 相对滞后。2004 年 1 月 17 日原国家食品药品监督管理总局发布《医疗器械临床试验规定》(即 5 号令),共包括 7 章 29 条内容,对医疗器械的临床试验做了一些原则性的规定。这项法规可以说是我国医疗器械 GCP 的雏形。

2016 年 3 月 23 日,原国家食品药品监督管理总局会同原国家卫生和计划生育委员会发布了《医疗器械临床试验质量管理规范》(国家食品药品监督管理总局及中华人民共和国国家卫生和计划生育委员会令第 25 号),于 2016 年 6 月 1 日起施行,可以说是我国医疗器械 GCP 的正式版本(以下简称医疗器械 GCP)。《规范》共 11 章 96 条,包括总则、临床试验前准备、受试者权益保障、临床试验方案、伦理委员会职责、申办者职责、临床试验机构和研究者职责、记录与报告、试验用医疗器械管理、基本文件管理和附则。

临床试验机构备案网址是什么?

申请药物/医疗器械临床试验的机构可登录国家药品监督管理局网站(网址 http://www.nmpa.gov.cn),点击"药物和医疗器械临床试验机构备案管理信息系统(以下简称备案系统)"进行备案。有关单位和个人可登录备案系统查询药物/医疗器械临床试验机构备案信息。

251 医疗器械临床试验机构应当具备哪些条件?

医疗器械临床试验机构应当符合医疗器械临床试验质量管理规范的要求,具备开展医疗器械临床试验相应的专业技术水平、组织管理能力、伦理审查能力等以下条件:

(1)具有医疗机构执业资格。

(2)具有二级甲等以上资质。

(3)承担需进行临床试验审批的第三类医疗器械临床试验的,应为三级甲等医疗机构。

(4)具有医疗器械临床试验管理部门,配备适宜的管理人员、办公条件,并具有对医疗器械临床试验的组织管理和质量控制能力。

(5)具有符合医疗器械临床试验质量管理规范要求的伦理委员会。

(6)具有医疗器械临床试验管理制度和标准操作规程。

(7)具有与开展相关医疗器械临床试验相适应的诊疗科目且应与医疗机构执业许可诊疗科目一致。

(8)具有能够承担医疗器械临床试验的人员,医疗器械临床试验主要研究者应当具有高级职称,其中开展创新医疗器械产品或需进行临床试验审批的第三类医疗器械产品临床试验的主要研究者应参加过3个以上医疗器械或药物临床试验。

(9)已开展相关医疗业务,能够满足医疗器械临床试验所需的受试人群要求等。

(10)具有防范和处理医疗器械临床试验中突发事件和严重不良事件的应急机制和处置能力。

(11)国家药品监督管理部门、国家卫生健康主管部门规定的其他条件。

非医疗机构开展按医疗器械管理的体外诊断试剂临床试验，应当具备哪些条件？

承担体外诊断试剂临床试验的血液中心和中心血站、设区的市级以上疾病预防控制机构、戒毒中心等非医疗机构开展按医疗器械管理的体外诊断试剂临床试验，除了具有医疗器械临床试验管理部门，配备适宜的管理人员、办公条件，并具有对医疗器械临床试验的组织管理和质量控制能力还应当具备以下条件：

（1）具有相应业务主管部门发放的机构资质证明文件。

（2）具有体外诊断试剂临床试验的管理部门，配备相应人员、办公条件，并具有对体外诊断试剂临床试验的组织管理和质量控制能力。

（3）能够开展伦理审查工作。

（4）具有体外诊断试剂临床试验管理制度和标准操作规程。

（5）具有与开展体外诊断试剂临床试验相适应的诊疗科目，且应与本机构业务范围一致。

（6）具有能够承担临床试验的人员，临床试验主要研究者应当具有高级职称。

（7）已开展相关业务，能够满足体外诊断试剂临床试验所需的受试人群要求等。

（8）具有防范和处理医疗器械临床试验中突发事件和严重不良事件的应急机制和处置能力。

（9）国家药品监督管理部门、国家卫生健康主管部门规定的其他条件。

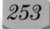
医疗器械临床试验机构在备案系统中填写哪些内容？

（1）机构名称、机构性质、地址、联系方式。

（2）机构级别、规模概况，包括床位、人员配备、建筑面积、医疗设备等。

（3）拟开展医疗器械临床试验的专业及主要研究者概况。

(4)医疗器械临床试验管理部门负责人和联系方式。
(5)提交该机构的自查报告。

医疗器械临床试验机构在备案系统中提交的自查报告包括什么?

(1)临床试验管理部门概况、人员介绍、管理制度、标准操作规程等。
(2)伦理委员会或伦理审查工作概况,包括人员、制度等。
(3)医疗器械临床试验质量管理体系建立运行概况。
(4)临床试验管理部门人员、研究者的医疗器械临床试验相关法规和专业知识培训情况。
(5)防范和处理医疗器械临床试验中突发事件、严重不良事件的应急机制和处置能力情况。
(6)既往开展医疗器械临床试验的情况。
(7)其他需要说明的情况。

医疗器械临床试验机构哪些内容更改需要重新备案?

医疗器械临床试验机构名称、机构级别、机构负责人员、地址、伦理委员会、医疗器械临床试验专业和主要研究者备案信息发生变化时,医疗器械临床试验机构应当登录备案系统,在线填写相关信息变更情况。

256 医疗器械临床试验机构需要提交上一年度开展医疗器械临床试验工作总结报告吗?

需要。各省级药品监督管理局为切实落实属地监管责任,加强对医疗器械临床试验事中事后监管,医疗器械临床试验机构应在每年 1 月 31 日前提交上一年度开展医疗器械临床试验工作总结报告。

什么是医疗器械缺陷?

医疗器械缺陷,是指临床试验过程中医疗器械在正常使用情况下存在可能危及人体健康和生命安全的不合理风险,如标签错误、质量问题、故障等。

医疗器械与药品有何区别?

医疗器械与药品的共同属性是用于疾病的诊断、预防和治疗。但是其最大的区别在于作用原理的不同,药品的疗效主要靠的是作用于人体后的药理作用、免疫学或者代谢的作用。但是按照医疗器械的定义则正好相反,其效用主要通过物理等方式获得,而不是通过药理学、免疫学或者代谢的方式获得,或者虽然有这些方式参与但是只起辅助作用(指某些药械结合的医疗器械,例如药物支架等)。在形式上,药品往往以混合物或制剂的形式给药,尽管有多种剂型,但相对较少。而医疗器械产品及其用途范围非常广泛,在形式上包罗万象,从小到针头、温度计和绷带大到影像设备或质子/重离子设备。在与人体的接触上,药品一般要通过一定的给药途径直接介入人体。而医疗器械则可能直接作用于人体,或介入人体,也可能根本不接触人体。

绝大多数医疗器械的作用机制是经由与身体或者身体某一部分发生物理接触而产生作用或疗效。

某些可监测生命体征的数字移动产品,属于医疗器械吗?

根据 2020 年 12 月 21 日修订通过的《医疗器械监督管理条例》,如果数字医疗产品直接或间接接触人体,出于定义中所述的6个目的对人体进行检查,将归属于医疗器械。比方说可穿戴产品中,有直接收集人体血压、心率、血糖等指标并用于辅助医疗诊断,应判定为医疗器械;如果只是计算运动量等,则不属于医疗器械。对于辅助疾病管理的APP和软件,如果只是储存和处理输入的数据(非直接从人体或人体样本获得),不属于医疗器械;但如果处理的数据直接来自人体或人体样本,则属医疗器械。对于某些间接收集的数据,如果参与诊断过程也会被视为医疗器械,比如CT/PET数据处理工作站,但如果只是储存备份传输则不属于医疗器械。

对医疗器械如何进行分类管理?

根据2016年1月1日实施的《医疗器械分类规则》(国家食品药品监督管理总局令第15号),医院医疗器械按功能具体分为诊断性的医疗器械、治疗性的医疗器械两大类。其中诊断性的医疗器械包括:物理诊断器具(体温计、血压表、显微镜、测听计、各种生理记录仪等)、影像类(X线机、CT扫描机、磁共振仪、B型超声等)、分析仪器(各种类型的计数仪、生物化学、免疫分析仪器等)、电生理类(如心电图机、脑电图机、肌电图机等)等。治疗性的医疗器械包括普通手术器械,光导手术器械(纤维内镜、激光治疗机等),辅助手术器械(如各种麻醉机、呼吸机、体外循环等),放射治疗机械(如深部X线治疗机、^{60}Co治疗机、加速器、伽马刀、各种核素治疗器等),其他,如微波、高压氧等。

医院医疗器械按风险等级可以分为三类:第一类是指通过常规管理足以保证其安全性、有效性的医疗器械;第二类是指对其安全性、有效性应当加以控制的医疗器械;第三类是指植入人体,用于支持、维持生命,对人体具有潜在危险,对其安全性、有效性必须严格控制的医疗器械。

如何确定医疗器械的分类?

医疗器械的分类应当根据2016年1月1日生效的《医疗器械分类规则》(国家食品药品监督管理总局令第15号)中的分类判定表(图2)来确定:

使用形式	使用状态	接触人体器械								
		暂时使用			短期使用			长期使用		
		皮肤/腔道(口)	创伤/组织	血循环/中枢	皮肤/腔道(口)	创伤/组织	血循环/中枢	皮肤/腔道(口)	创伤/组织	血循环/中枢
无源医疗器械	1 液体输送器械	II	II	III	II	II	III	II	III	III
	2 改变血液体液器械	—	—	III	—	—	III	—	—	III
	3 医用敷料	I	II	II	I	II	III	—	III	III
	4 侵入器械	I	II	III	—	—	II	—	—	—
	5 重复使用手术器械	—	I	II	—	—	—	—	—	—
	6 植入器械	II	—	—	—	III	III	III	III	III
	7 避孕和计划生育器械(不包括重复使用手术器械)	—	II	III	II	II	III	II	III	III
	8 其他无源器械	I	II	III	II	—	III	II	III	III

	使用形式＼使用状态		轻微损伤	中度损伤	严重损伤
有源医疗器械	1	能量治疗器械	Ⅱ	Ⅱ	Ⅲ
	2	诊断监护器械	Ⅱ	Ⅱ	Ⅲ
	3	液体输送器械	Ⅱ	Ⅱ	Ⅲ
	4	电离辐射器械	Ⅱ	Ⅱ	Ⅲ
	5	植入器械	Ⅲ	Ⅲ	Ⅲ
	6	其他有源器械	Ⅱ	Ⅱ	Ⅲ

非接触人体器械					
	使用形式＼使用状态		基本不影响	轻微影响	重要影响
无源医疗器械	1	护理器械	Ⅰ	Ⅱ	—
	2	医疗器械清洗消毒器械	—	Ⅱ	Ⅲ
	3	其他无源器械	Ⅰ	Ⅱ	Ⅲ
	使用形式＼使用状态		基本不影响	轻微影响	重要影响
有源医疗器械	1	临床检验仪器设备	Ⅰ	Ⅱ	Ⅲ
	2	独立软件	—	Ⅱ	Ⅲ
	3	医疗器械消毒灭菌设备	—	Ⅱ	Ⅲ
	4	其他有源器械	Ⅰ	Ⅱ	Ⅲ

注：1. 本表中"Ⅰ"、"Ⅱ"、"Ⅲ"代表第一类、第二类、第三类医疗器械
  2. 本表中"-"代表不存在这种情形。

图2 医疗器械的分类判定

有以下情形的,还应当结合下述原则进行分类：

（1）如果同一医疗器械适用两个或者两个以上的分类,应当采取其中风险程度最高的分类；由多个医疗器械组成的医疗器械包,其分类应当与包内风险程度最高的医疗器械一致。

（2）可作为附件的医疗器械,其分类应当综合考虑该附件对配套主体医疗器械安全性、有效性的影响；如果附件对配套主体医疗器械有重要影响,附件的分类应不低于配套主体医疗器械的分类。

（3）监控或者影响医疗器械主要功能的医疗器械，其分类应当与被监控、影响的医疗器械的分类一致。

（4）以医疗器械作用为主的药械组合产品，按照第三类医疗器械管理。

（5）可被人体吸收的医疗器械，按照第三类医疗器械管理。

（6）对医疗效果有重要影响的有源接触人体器械，按照第三类医疗器械管理。

（7）医用敷料如果有以下情形，按照第三类医疗器械管理，包括：预期具有防组织或器官粘连功能，作为人工皮肤，接触真皮深层或其以下组织受损的创面，用于慢性创面，或者可被人体全部或部分吸收的。

（8）以无菌形式提供的医疗器械，其分类应不低于第二类。

（9）通过牵拉、撑开、扭转、压握、弯曲等作用方式，主动施加持续作用力于人体、可动态调整肢体固定位置的矫形器械（不包括仅具有固定、支撑作用的医疗器械，也不包括配合外科手术中进行临时矫形的医疗器械或者外科手术后或其他治疗中进行四肢矫形的医疗器械），其分类应不低于第二类。

（10）具有计量测试功能的医疗器械，其分类应不低于第二类。

（11）如果医疗器械的预期目的是明确用于某种疾病的治疗，其分类应不低于第二类。

（12）用于在内镜下完成夹取、切割组织或者取石等手术操作的无源重复使用手术器械，按照第二类医疗器械管理。

需要指出的是，医疗器械分类规则主要用于指导制定医疗器械分类目录和确定新的医疗器械的管理类别，申请人确定产品类别应当依据《医疗器械分类目录》，而不应直接按照《医疗器械分类规则》的判定原则自行判定产品类别。

262 哪些医疗器械的上市申请需要做临床试验？

根据2014年10月1日生效的《医疗器械注册管理办法》（国家食品药品监督管理总局令第4号），第一类医疗器械实行备案管理，第二类、第三类医疗器械实行注册管理。办理第一类医疗器械备案，不需进行临床试验，申请第二类、第三类医疗器械注册，应当进行临床试验。对于已列入免于进行临床试验的第二类、第三类医疗器械目录的产品，根据《医疗器械临床评价技术指导原则》提交相应临床评价资料的，可免于进行临床试验。对于未列入免于进行临床试验的第二类、第三类医疗器械目录的产品,如按照《医疗器械临床评价技术指导原则》规定的"通过同品种医疗器械临床试验或临床使用获得的数据进行分析评价"途径能够证明产品的安全性和有效性,亦可不进行临床试验,反之则需要临床试验的数据来支持产品的有效性和安全性。第三类医疗器械由于风险较高,除非在国家药监部门公布的临床试验豁免清单内,一般需要在申请注册前开展临床试验。

什么是医疗器械临床试验豁免清单?

为了做好医疗器械注册管理工作,根据《医疗器械监督管理条例》(国务院令第650号)和《医疗器械注册管理办法》(国家食品药品监督管理总局令第4号),国家食品药品监督管理总局组织制定并发布了《免于进行临床试验的第三类医疗器械目录》和《免于进行临床试验的第二类医疗器械目录》,该目录有国家药品监督管理局根据情况动态调整并对外发布。

列入目录的医疗器械如可提供满足《医疗器械临床评价技术指导原则》规定的临床评价资料的,可免于在中国境内进行临床试验。因此,这两个目录通常被称为医疗器械临床试验豁免目录。

医疗器械试验需要申请临床试验批件吗?申请临床试验需要提交哪些资料?

由于第三类医疗器械进行临床试验对人体具有较高风险的,在开展临床试验前《医疗器械注册管理办法》(国家食品药品监督管理总局令第4号)第二十四条规定,第三类医疗器械进行临床试验对人体具有较高风险的,应当经国家食品药品监督管理总局批准。国家食品药品监督管理总局会制定、调整并公布《需进行临床试验审批的第三类医疗器械目录》。凡是列入该目录中的医疗器械,需要在临床试验开始之前,向国家食品药品监督管理总局递交申请,获得医疗器械临床试验批件后,方可开展试验。根据2014年颁布的第43号令,企业申请临床试验批件需要提交:临床试验申请表根据2014年颁布的《关于公布医疗器械注册申报资料要求和批准证明文件格式的公告》(国家食品药品监督管理总局公告第43号），申请临床试验审批的申请人需要递交临床试验申请表、证明性文件、试验产品描述、临床前研究资料、产品技术要求、医疗器械检验机构出具的注册检验报告和预评价意见、说明书及标签样稿、临床试验方案、伦理委员会同意临床试验开展的书面意见以及符合性声明等资料以申请临床试验批件。

什么是医疗器械临床评价报告？

根据2015年5月19日发布的《医疗器械临床评价技术指导原则》，医疗器械临床评价是指注册申请人通过临床文献资料、临床经验数据、临床试验等信息对产品是否满足使用要求或者适用范围进行确认的过程。医疗器械临床评价报告（clinical evluation report, CER）即临床评价完成后形成的文件资料。

医疗器械临床评价报告的难点主要有哪些？

根据《医疗器械临床评价技术指导原则》，医疗器械临床评价报告提供了一条利用现有数据来完成产品安全性和有效性评估的途径。然而，对于创新、有风险的器械，想通过医疗器械临床评价报告来完成上市却有一定难度。

难点一，难以找到合适的类比产品。理想的对比产品是需要和申请产品差别不大且已经在国内上市的产品。符合这样要求的产品不多，尤其是有技术创新的产品。此外，对比产品最好是自己公司的上一代产品。这个要求主要来自生产工艺方面的对比。如果不是自己公司的产品，很难通过合法途径获得竞争对手公司生产方面的资料和参数。

难点二，无法找到足够的临床文献。对于完全创新的产品，几乎无法走医疗器械临床评价报告这条路，因为缺少既往文献和数据，医疗器械技术审评中心出于风险考虑，也不会批准通过医疗器械临床评价报告上市。完全国产的产品，可能国外数据比较少；进口产品如果在国外属于Ⅱ类不需做临床试验就批准上市者，或上市时间不够久者，参考文献也很少。

难点三，临床文献的结果不一致，证据强度不够。有些产品虽然能找到大量的临床文献，但医疗器械临床评价报告有定量分析的要求，这就需要引入荟萃分析。虽然文献数量很多，但如果这些文献最终的结论并不一致，那么还是有可能无法获得足够强度的临床证据。有人曾咨询医疗器械技术审评中心需要多少篇临床文献可以满足审评要求，回答是最终看证据强度，如果文献的说服力很强且结论一致，也许几篇文献就足够。反之，如果说服力弱，又都是病例报道，数量只有几例且不同的文献结论还不一致，那么很可能上百篇文献都无法提供满足审评需要的足够证据。

难点四，中国人子集的数据较难获得。在临床数据集的部分，有中国人子集的数据要求，这对于进口产品来说，往往是一个问题。一方面，在欧美的试验中，参与的中国人/亚洲人种不是很多，高加索人种占主导地位；另一方面，出于某些考虑欧美的不少试验并不明确收集人种数据，导致很难从试验结果中把中国/亚洲人种的数据提取出来。如果在医疗器械临床评价报告中无法提供中国人种的数据，医疗器械技术审评中心很可能要求在中国做临床试验。

结合医疗器械临床评价报告的要求以及医疗器械技术审评中心的反馈，总结最可能通过批准的医疗器械如下：①进口转国产。②同类产品上市时间长（容易找到对比产品，查找到的文献比较多）。③最好是同一家公司的产品（可以拿到产品参数和生产资料）。④生产工艺稳定，没有大的改动（同品种对比无差异或者差异小）。⑤低风险。

什么是医疗器械临床试验的备案？

2015年7月3日，为规范医疗器械临床试验备案工作，加强医疗器械临床试验监督管理，原国家食品药品监督管理总局发布《关于医疗器械临床试验备案有关事宜的公告》，要求申办者应当在试验项目经伦理审查通过并与临床试验机构签订协议或合同后，填写《医疗器械临床试验备案表》，提交备案表中列出的相关材料，其中境内医疗器械向申办者所在地省级药品监督管理部门备案，进口医疗器械向代理人所在地省级药品监督管理部门备案。

对备案材料齐全并符合要求的，省级药品监督管理部门应当当场备案，并将备案信息通报临床试验机构所在地的同级药品监督管理部门和卫生计生主管部门。

申办者与每家临床试验机构签订协议或合同后，均可向申办者/代理人所在地省级药品监督管理部门备案。备案后，即可开展临床试验。同一个临床试验项目多次备案时，申办者应当同时提供前期已取得的所有备案表。省级药品监督管理部门在《医疗器械临床试验备案表》"备案号"栏应予以注明，做到同一项目临床试验备案号统一可查。

开展医疗器械临床试验的目的是什么？

在医疗器械领域开展临床试验，可达到以下目的：

（1）支持医疗器械新产品上市和老产品注册证的更新，为注册提供足够的数据支持。

（2）收集市场研究所需的信息和数据（上市前/上市后），支持公司战略。

（3）开展医疗器械卫生经济学研究，为物价/医保/招标工作提供证据支持。

（4）开展医疗器械临床培训，给希望做研究的医师提供思路和方法，提供临床交流的平台，促进中国医疗器械临床试验的规范及发展。

（5）支持研究者发起的研究以及相关科研结果的发表，推动中国医师参与全球交流。

（6）在各种临床试验活动中，建立起与医师及医院的长期合作关系，传递公司的学术属性，树立良好的公司形象。

ISO14155是什么标准？

医疗器械新产品在上市以前，为了确认产品安全有效，一般应对其进行临床试验。世界各国对如何进行医疗器械临床试验的要求都非常严格，如FDA、欧盟和我国的监管部门等都已颁布了医疗器械临床试验的相关法规或指令。ISO14155标准是国际标准委员会针对医疗的临床试验的技术标准，其主要内容是评价医疗器械在人体应用的安全性并确认其使用的有效性。ISO 14155：2011用于人体的医疗器械临床试验。良好的临床实践实际就是国际版的医疗器械GCP，临床试验与ISO 14155：2003相比内容更加丰富，要求更高，实用性和可操作性更强。

ISO 14155：2011不适用于体外诊断试剂及疫苗。

270 医疗器械不良事件监测的主要目的和意义是什么?

按照国家药监局关于发布医疗器械注册人开展不良事件监测工作指南的通告（2020年第25号）的要求，注册人承担医疗器械不良事件监测主体责任，应当建立医疗器械不良事件监测工作制度，配备数量与其规模相适应的人员从事医疗器械不良事件监测工作，主动收集、上报、调查、分析、评价医疗器械不良事件，及时采取有效措施控制风险并发布风险信息，对上市医疗器械的安全性进行持续研究，按要求开展风险评价及重点监测工作并提交相关报告，积极配合药品监督管理部门和监测机构开展的医疗器械不良事件监测相关工作。境外注册人还应当与指定代理人建立信息传递机制，及时互通医疗器械不良事件监测和再评价信息。

医疗器械不良事件监测旨在通过对医疗器械使用过程中出现的可疑不良事件进行收集、报告、分析和评价，发现和识别上市后医疗器械存在的不合理风险，对存在安全隐患的医疗器械采取有效的控制措施，提高产品的安全性，防止伤害事件的重复发生和蔓延，从而保障公众用械安全。

通过对医疗器械不良事件的监测和评价，可以为医疗器械监督管理部门提供监管依据；通过采取相应的监管措施，可以减少或者避免同类医疗器械不良事件的重复发生，促进医务人员科学、合理用械，规范医疗操作行为，降低患者、医务人员和其他人员使用医疗器械而造成伤害的风险，有效地保障广大人民群众用械安全；可以进一步提高对医疗器械性能和功能的要求，提高医疗器械相关标准，推进企业对新产品的研制和推广，有利于促进我国医疗器械产业的持续、健康发展。

271 如何上报临床试验中的医疗器械严重不良事件?

在临床试验中出现SAE，研究者应当立即对受试者采取适当的治疗措施，同时书面报告所属的临床试验机构医疗器械临床试验管理部门并经其书面通知申办者。医疗器械临床试验管理部门应当在 24 小时内书面报告相应的伦理委员会以及临床试验机构所在地省、自治区、直辖市药品监督管理部门和卫生健康主管部门。对于死亡事件，临床试验机构和研究者应当向伦理委员会和申办者提供所需要的全部资料。

对于 SAE 和可能导致 SAE 的医疗器械缺陷，申办者应当在获知后 5 个工作日内向所备案的药品监督管理部门和同级卫生健康主管部门报告，同时应当向参与试验的其他临床试验机构和研究者通报，并经其医疗器械临床试验管理部门及时通知该临床试验机构的伦理委员会。

什么是医疗器械超范围使用？

医疗器械超范围使用，是指医疗器械使用行为超出了医疗器械注册证上的"产品适用范围"法定的范围。这个"范围"界定了该医疗器械的适用人群、适用场所、适用病种等。

目前，我国医疗器械超范围使用在法律（包括新版条例）中尚无相关内容，也未明确相关的法律责任。医疗器械能否超范围使用，如何界定超范围使用的责任，超范围使用后带来患者伤害后如何处理等，尚无官方指导意见，需要根据实际情况进行商讨。

医疗器械的目标表现/安全性和有效性的标准是什么？

对于某些技术较成熟且有大量历史数据的产品，FDA 不要求企业提供研究器械/治疗与市面上类似医疗器械的对比，从而证明它的优势，只需要研究器械达到某些安全性和有效性的标准（objective performance criteria, OPC）。安全性和有效性的标准不需要像随机对照临床试验做优效或者非劣效的评估，研究人群符合历史对照的要求即可。当历史对照的数据不足时，无法建立安全性和有效性的标准，则需要用器械的目标表现（performance goal, PG），来代替标准。

用器械的目标表现/安全性和有效性的标准替代随机对照临床试验的主

要原因是提供一种快速和经济的方法来加速医疗器械的评估，节约企业和监管机构双方的资源，同时患者可更早接触到创新的医疗器械产品。

274 医疗器械的临床试验和药物临床试验有什么不同？

医疗器械的临床试验和药物临床试验一样，需要遵循 ICH GCP、NMPA 颁布的医疗器械 GCP 以及其他临床试验相关的法规。但由于医疗器械的产品特殊性，导致它和药物的试验有一定的区别。

试验设计：药物临床试验的设计相对成熟，包括随机、对照、盲法等成熟技术，而医疗器械的试验设计则难度较大，不同种类的医疗器械大相径庭，有的可以做到随机对照，有的则由于条件的限制做不到。例如，有时很难找到对照品；有时因为涉及手术操作，很难双盲等，要求某些产品只能做单臂试验。

试验方法：药物临床试验的不同病种的入选标准、排除标准、疗效和安全性评估指标等都已经有相对成熟或公认的标准可供参考。而不同医疗器械的入选标准、排除标准、疗效、安全性指标等则往往没有公认的标准供参考。因此，在观察指标选择上有难度，甚至不好确定。

试验技术：药物临床试验的中心实验室、EDC 以及 IVRS/IWRS 系统也相对成熟，而医疗器械临床试验则存在较大的差距。

法规监管：经过多年的发展，药物临床试验的法规相对健全。医疗器械临床试验起步较晚，法规要求还不够清晰，造成在实际执行过程中遇到各种问题。在过去的几年中，多个医疗器械法规陆续出台，为医疗器械的法规政策搭起了一个整体的框架。相信随着法规的逐步完善，医疗器械临床试验的大环境将进一步明朗。

公司 SOP 和内部流程：经过多年的经营和不断更新，药企的 SOP 已相对完善，目前已经可以覆盖临床试验的绝大部分具体操作。即使偶尔有少量还没有 SOP 覆盖，也已经在实际执行过程中总结出各种经验，弥补 SOP 的不足，同时内部流程也已经形成成熟的运转体系。医疗器械公司的 SOP 不但在数量上不能和药企相比，而且在内容上大多也只能覆盖基本操作。由于医疗器械临床试验数量少、规模小，内部分工没有药品那么细致，有些流程尚未健全，因此在执行操作层面上往往会遇到问题。

管理团队：药物临床试验已经建立起强大的团队，包括医学/临床事务

(medical/clinical affair，MA/CA)、注册、数据统计、临床试验运营、药物警戒、项目管理等各方面的专家。虽然由于分工过细也许会在内部沟通上效率降低，但是强大的团队支持确保了项目能按照预定目标开展和完成，并且在遇到问题时，能得到各方及时和有力的支持。大多数医疗器械公司的临床试验需外包，内部有完善团队进行试验的很少。造成的结果是，医疗器械公司的项目经理或临床经理大多数时间用于和CRO公司协调，从公司内部得到的全方位支持相对较少。

人员素质：药物临床试验在中国有近二十年的发展史，造就了大批富有经验的高素质从业人员。由于国际多中心临床试验的大量开展，跨国公司中国雇员有机会分享和学习总部以及其他国家资深专家的经验。医疗器械在临床人员能力方面相对薄弱。虽然部分医疗器械临床试验的人员是从药物临床试验转行的，但接触的试验数量、人员培训等各方面都较薄弱。医疗器械的国际多中心临床试验比药物少得多，因此学习国际经验的机会也相对较少。

临床试验对于公司的影响：每年进行的大量药物临床试验中，支持产品上市注册的临床试验只是其中的一部分，还有大量上市后研究、探索性研究、流行病学调查、研究者发起的研究等等，很多是药企自发进行的研究。药企很了解临床试验为企业带来的长远影响。医疗器械临床试验，目前仍停留在支持产品上市的注册临床，除非法规强制要求，医疗器械公司很少会主动开展临床试验，更不要说各种形式的自发研究。这和产品性质以及产品周期有关。对于医疗器械而言，研发还是工程师为主导，临床试验是一个验证的过程；产品周期短，导致公司往往不愿意花太多时间在临床试验上。

什么是体外诊断试剂的临床试验？

体外诊断试剂的临床试验（包括与已上市产品进行的比较研究的临床试验）是指在相应的临床环境中，对体外诊断试剂的临床性能进行的系统性研究。

临床试验需要在满足临床试验最低样本量要求的前提下进行，根据产品的使用目的、相关疾病的流行率和统计学要求，制订能够证明其临床性能的临床试验方案，同时最大限度地控制试验误差、提高试验质量并对试验结果进行科学合理的分析。由于体外诊断试剂产品具有发展快、专业跨度大、临床预期用途各异的特点，不同临床预期用途产品的临床试验方法及内容不尽相同，因此申请人需要根据产品特点及临床预期用途，制订合理的临床试验方案。

体外诊断试剂临床试验是指在相应的临床环境中，对体外诊断试剂的临床性能进行的系统性研究。临床试验的目标在于通过考察产品的临床性能是否满足使用要求或预期用途，确认产品的风险/受益比是否可接受，并确定产品的适用人群及适应证。

由于体外诊断试剂产品具有发展快、专业跨度大、临床预期用途各异的特点，不同产品的临床试验方法及内容不尽相同。申办者应根据产品具体情况，制订合理的临床试验方案。

什么是影像设备的临床试验？

影像设备的临床试验用于评价该医疗设备临床使用的安全性、有效性和稳定性，有专门设计的临床试验方案，包括试验目的，试验假设，试验方法，受试者的选择，适应证，安全性评价指标及评价方法，潜在伤害的观察，试验起止时间，质量控制措施，数据管理及统计分析方法等。临床试验方案的设计应由企业、临床专家和统计学专家共同完成。统计分析人员应全程参与临床试验。

影像设备的临床试验通常选择已上市的同类机型作为对照，需提供对照机型的信息，如厂家、型号、已使用年限等。对照机建议使用目前在所研究适应证上临床诊断效果确证、使用状况良好的机型，不得使用已停产或被淘汰的机型。

通常用的临床评价指标，包括主要评价指标，图像的一致率，以及次要评价指标，图像的优良率，机器使用安全性、稳定性。

在效果评价方面，应对所有入选的受试者进行统计分析；在安全性评价时，应对所有入选的受试者进行分析，不能遗漏所有发生的任何不良事件，同时详细描述每一病例出现的全部不良事件的具体表现、程度及其与研究产品的关系。

什么是医疗器械临床试验机构？

医疗器械临床试验机构原指经国家食品药品监督管理总局会同原国家卫

生和计划生育委员会认定的承担医疗器械临床试验的医疗机构。根据《中共中央办公厅、国务院办公厅印发〈关于深化审评审批制度改革鼓励药品医疗器械创新的意见〉的通知》（厅字〔2017〕42号）和《国务院关于修改〈医疗器械监督管理条例〉的决定》（中华人民共和国国务院令第680号）规定，医疗器械临床试验机构由资质认定改为备案管理。具备临床试验条件的机构在药品监管部门指定网站登记备案后，可接受医疗器械注册申请人委托开展临床试验。

医疗器械临床试验机构应当符合医疗器械临床试验质量管理规范的要求，具备开展医疗器械临床试验相应的专业技术水平、组织管理能力、伦理审查能力等条件。

278 国家对临床试验监督管理数据的信息有通报制度吗？

药品监督管理部门、卫生健康主管部门应当建立医疗器械临床试验质量管理信息通报机制，加强第三类医疗器械、列入国家大型医用设备配置管理品目的医疗器械开展临床试验审批情况以及相应的临床试验监督管理数据的信息通报。

279 试验启动前医疗器械的检验报告有时限要求吗？

临床试验前，申办者应当完成试验用医疗器械的临床前研究，包括产品设计（结构组成、工作原理和作用机制、预期用途以及适用范围、适用的技术要求）和质量检验、动物实验以及风险分析等，且结果应当能够支持该项临床试验申请。

质量检验结果包括自检报告和具有资质的检验机构出具的一年内的产品注册检验合格报告。对于其中检验机构的一年内的产品注册检验合格报告，在多中心开展临床试验的情形，是以检验报告出具时间至临床试验牵头单位伦理审查通过时间计算一年有效期；在非多中心开展临床试验的情形，是以检验报告出具时间至每家临床试验机构伦理审查通过时间分别计算一年有效期。

医疗器械多中心临床试验需要在几家医疗机构实施？

医疗器械多中心临床试验，是指按照同一临床试验方案，在三个以上（含三个）临床试验机构实施的临床试验。

谁可以作为医疗器械临床试验的申办者？

申办者是指负责发起、申请、组织、监查临床试验，并对临床试验的真实性、可靠性负责的公司。申办者通常为医疗器械生产企业。申办者为境外机构的，应当按规定在我国境内指定代理人。

选择临床试验机构应当考虑哪些条件？

申办者应选择已在"医疗器械临床试验机构备案管理信息系统"备案的医疗器械临床试验机构开展临床试验。所选的临床试验机构设施和条件应当满足安全有效地进行临床试验的需要。研究者应当具备承担该项临床试验的专业特长、资格和能力并经过培训。临床试验主要研究者应具有高级职称，参加过3个以上临床试验。

体外诊断试剂临床试验机构应当具备临床试验所需的专业技术水平、组织管理能力、伦理审查能力以及与所开展临床试验相适应的试验条件、设施设备等。申办者应根据产品特点及其预期用途，综合不同地区人群差异、流行病学背景、病原微生物的特性等因素选择具有相关学科优势的机构开展临床试验。临床试验机构应能够代表该产品预期使用机构的类型。临床试验研究者和参与临床试验的人员应具有设计并实施相关临床试验的能力，熟悉相关检测技术，能够对检测结果进行正确判读。临床试验统计学负责人应为具备相关专业背景和专业能力的从业人员。

283 医疗器械临床试验前，申办者应当向伦理委员会提交哪些文件？

在临床试验前，申办者应当通过研究者和临床试验机构的医疗器械临床试验管理部门向伦理委员会提交下列文件：

（1）临床试验方案。
（2）研究者手册。
（3）知情同意书文本和其他任何提供给受试者的书面材料。
（4）招募受试者和向其宣传的程序性文件。
（5）病例报告表文本。
（6）自检报告和产品注册检验报告。
（7）研究者简历、专业特长、能力、接受培训和其他能够证明其资格的文件。
（8）临床试验机构的设施和条件能够满足试验的综述。
（9）试验用医疗器械的研制符合适用的医疗器械质量管理体系相关要求的声明。
（10）与伦理审查相关的其他文件。

284 知情同意书一般应当包括哪些内容以及事项？

（1）研究者的姓名以及相关信息。
（2）临床试验机构的名称。
（3）试验名称、目的、方法、内容。
（4）试验过程、期限。
（5）试验的资金来源、可能的利益冲突。

（6）预期受试者可能的受益和已知的、可以预见的风险以及可能发生的不良事件。

（7）受试者可以获得的替代诊疗方法以及其潜在受益和风险的信息。

（8）需要时，说明受试者可能被分配到试验的不同组别。

（9）受试者参加试验应当是自愿的且在试验的任何阶段有权退出而不会受到歧视或者报复，其医疗待遇与权益不受影响。

（10）告知受试者参加试验的个人资料属于保密，但伦理委员会、药品监督管理部门、卫生健康主管部门或者申办者在工作需要时按照规定程序可以查阅受试者参加试验的个人资料。

（11）如发生与试验相关的伤害，受试者可以获得治疗和经济补偿。

（12）受试者在试验期间可以随时了解与其有关的信息资料。

（13）受试者在试验期间可能获得的免费诊疗项目和其他相关补助。

知情同意书应当采用受试者或者监护人能够理解的语言和文字。知情同意书不应当含有会引起受试者放弃合法权益以及免除临床试验机构和研究者、申办者或者其代理人应当负责任的内容。

知情同意书是否应当注明制订的日期或者修订后版本的日期？

知情同意书应当注明制订的日期或者修订后版本的日期。如知情同意书在试验过程中有修订，修订版的知情同意书执行前需再次经伦理委员会同意。修订版的知情同意书报临床试验机构后，所有未结束试验流程的受试者如受影响，都应当重新签署新修订的知情同意书。

什么情况下需先进行小样本试验？

未在境内外批准上市的新产品，安全性以及性能尚未经医学证实的，临床试验方案设计时应当先进行小样本可行性试验，待初步确认其安全性后，再根据统计学要求确定样本量开展后续临床试验。

287 医疗器械临床试验方案应当包括哪些内容？

根据国家药品监督管理局关于发布《医疗器械临床试验伦理审查申请与审批表范本》等六个文件的通告（2016年第58号）中发布的《医疗器械临床试验方案范本》，医疗器械临床试验方案包括以下内容：

一、申办者信息
（一）申办者名称
（二）申办者地址
（三）申办者联系方式
（四）申办者相关资质文件
（五）代理人的名称、地址、联系方式及相关资质文件
二、多中心临床试验所有临床试验机构和研究者列表
三、临床试验目的和内容
（一）目的
（二）内容
四、临床试验的背景资料
五、产品的特点、结构组成、工作原理、作用机制与试验范围
（一）产品的特点
（二）产品的结构组成、工作原理、作用机制
（三）试验范围
六、产品的适应证与禁忌证、注意事项
七、总体设计
（一）试验设计
1. 试验目的。
2. 试验方法选择及其理由。
3. 减少、避免偏倚的措施。
4. 试验用医疗器械和对照用医疗器械/对照诊疗方法（若有）。
5. 受试者选择（包括必要时间间隔的选择），包括：①入选标准。②排除标准。③停止试验/试验治疗的标准和程序。④入组时间。⑤临床试验的预期总体持续时间及其确定理由。⑥每位受试者的预期参与持续时间。⑦临床试验所需的受试者数量。

6. 有效性评价方法。①有效性参数的说明。②评价、记录和分析有效性参数的方法和时间选择。

7. 安全性评价方法。①安全性参数的说明。②评价、记录和分析安全性参数的方法和时间选择。

(二)试验流程

1. 试验流程图

2. 用械规范

(三)监查计划

八、统计学考虑

(一)统计学设计、方法和分析规程

(二)样本量的计算

1. 总样本量。

2. 每病种临床试验例数及其确定理由。

3. 在多中心临床试验中,每个临床试验机构的最低和最高的受试者数量及理由。

(三)临床试验的显著性水平和把握度

(四)预期脱落率

(五)临床试验结果的合格/不合格标准

(六)基于统计学理由终止试验的标准和理由

(七)所有数据的统计方法,连同缺失、未用或错误数据(包括中途退出和撤出)和不合理数据的处理方法

(八)报告偏离原定统计计划的程序

(九)纳入分析中的受试者的选择标准及理由

(十)验证假设时排除特殊信息及其理由(如适用)

九、数据管理

十、可行性分析

(一)成功的可能性分析

(二)失败的可能性分析

十一、临床试验的质量控制

十二、临床试验的伦理问题及知情同意

(一)伦理方面的考虑

(二)试验方案的审批

(三)知情同意过程和知情同意书文本

十三、对不良事件和器械缺陷报告的规定
（一）不良事件
（二）严重不良事件
（三）报告程序、联络人信息
十四、临床试验方案的偏离与临床试验方案修正的规定
十五、直接访问源数据、文件
十六、财务和保险
十七、临床试验报告应涵盖的内容
十八、保密原则
十九、试验结果发表约定
二十、各方承担的职责

288 我国对医疗器械多中心临床试验有何要求？

多中心临床试验由多位研究者按照同一试验方案在不同的临床试验机构中同期进行。其试验方案的设计和实施应当至少包括以下内容：

（1）试验方案由申办者组织制订并经各临床试验机构以及研究者共同讨论认定，且明确牵头单位临床试验机构的研究者为协调研究者。

（2）协调研究者负责临床试验过程中各临床试验机构间的工作协调，在临床试验前期、中期和后期组织研究者会议，并与申办者共同对整个试验的实施负责。

（3）各临床试验机构原则上应当同期开展和结束临床试验。

（4）各临床试验机构试验样本量以及分配、符合统计分析要求的理由。

（5）申办者和临床试验机构对试验培训的计划与培训记录要求。

（6）建立试验数据传递、管理、核查与查询程序，尤其明确要求各临床试验机构试验数据有关资料应当由牵头单位集中管理与分析。

（7）多中心临床试验结束后，各临床试验机构研究者应当分别出具临床试验小结，连同病历报告表按规定经审核后交由协调研究者汇总完成总结报告。

289 参加试验的研究者是否可以参与该试验伦理审查并表决?

伦理委员会的委员在讨论自己作为研究者的试验时应当回避,可以提供有关试验的任何方面的信息,但不应当参与评审、投票或者发表意见。

290 伦理委员会对医疗器械临床试验申请的审查要点有哪些?

(1)研究者的资格、经验以及是否有充分的时间参加该临床试验。

(2)临床试验机构的人员配备以及设备条件等是否符合试验要求。

(3)受试者可能遭受的风险程度与试验预期的受益相比是否合适。

(4)试验方案是否充分考虑了伦理原则,是否符合科学性,包括研究目的是否适当,受试者的权益是否得到保障,其他人员可能遭受风险的保护以及受试者入选的方法是否科学。

(5)受试者入选方法,向受试者或者其监护人提供的有关本试验的信息资料是否完整、受试者是否可以理解,获取知情同意书的方法是否适当;必要时,伦理委员会应当组织受试人群代表对资料的可理解程度进行测试,评估知情同意是否适当,评估结果应当书面记录并保存至临床试验结束后10年。

(6)受试者若发生与临床试验相关的伤害或者死亡,给予的治疗和保险措施是否充分。

(7)对试验方案提出的修改意见是否可以接受。

(8)是否能够在临床试验进行中定期分析评估对受试者的可能危害。

(9)对试验方案的偏离可能影响受试者权益、安全和健康,或者影响试验的科学性、完整性,是否可以接受。

291 我国对医疗器械临床试验数据保存时限的要求有哪些？

临床试验机构应当保存临床试验资料至临床试验结束后10年。申办者应当保存临床试验资料至无该医疗器械使用时。伦理委员会应当保留全部有关记录至临床试验完成后至少10年。

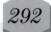

292 医疗器械临床试验研究者手册应当包括的主要内容有哪些？

（1）申办者、研究者基本信息。
（2）试验用医疗器械的概要说明。
（3）支持试验用医疗器械预期用途和临床试验设计理由的概要和评价。
（4）试验用医疗器械的制造符合适用的医疗器械质量管理体系要求的声明。

293 医疗器械临床试验的申办者与临床试验机构和研究者的书面协议应包括哪些内容？

（1）按照相关法律法规和临床试验方案实施临床试验，并接受监查、核查和检查。
（2）遵循数据记录和报告程序。
（3）保留与试验有关的基本文件不少于法定时间，直至申办者通知临床试验机构和研究者不再需要该文件为止。
（4）申办者得到伦理委员会批准后，负责向临床试验机构和研究者提供试验用医疗器械，并确定其运输条件、储存条件、储存时间、有效期等。

（5）试验用医疗器械应当质量合格，具有易于识别、正确编码以及贴有"试验用"的特殊标识，并按照临床试验方案要求进行适当包装和保存。

（6）申办者应当制定临床试验质量控制相关的SOP，如试验用医疗器械的运输、接收、储存、分发、处理、回收等，供临床试验机构和研究者遵循。

申办者决定暂停或者终止临床试验应注意哪些问题？

申办者决定暂停或者终止临床试验，应当在5日内通知所有临床试验机构医疗器械临床试验管理部门并书面说明理由。临床试验机构医疗器械临床试验管理部门应当及时通知相应的研究者、伦理委员会。对暂停的临床试验，未经伦理委员会同意，不得恢复。临床试验结束后，申办者应当书面告知其所在地省、自治区、直辖市药品监督管理部门。

医疗器械临床试验中监查员具体职责包括哪些？

（1）在试验前确认临床试验机构已具有适当的条件，包括人员配备与培训符合要求，实验室设备齐全，工作情况良好，预期有足够数量的受试者，参与研究人员熟悉试验要求。

（2）在试验前、中、后期监查临床试验机构和研究者是否遵循有关法规、本规范和临床试验方案。

（3）确认每位受试者在参与临床试验前签署知情同意书，了解受试者的入选情况以及试验的进展状况。对研究者未能做到的随访、未进行的试验、未做的检查，以及是否对错误、遗漏做出纠正等，应当清楚、如实记录。对修订的知情同意书，确认未结束临床试验流程并受影响的受试者重新签署。

（4）确认所有病例报告表填写正确并与原始资料一致。所有错误或者遗漏均已改正或者注明，经研究者签名并注明日期。每一试验的病种、病例总数和病例的性别、年龄、治疗效果等均应当确认并记录。

（5）确认受试者退出临床试验或者不依从知情同意书规定要求的情况记录在案，并与研究者讨论此种情况。

（6）确认所有不良事件、并发症和其他医疗器械缺陷均记录在案，SAE和可能导致SAE的医疗器械缺陷在规定时间内做出报告并记录在案。

（7）监查试验用医疗器械样品的供给、使用、维护以及运输、接收、储存、分发、处理与回收。

（8）监督临床试验过程中相关设备的定期维护和校准。

（9）确保研究者收到的所有临床试验相关文件为最新版本。

（10）每次监查后应当书面报告申办者，报告应当包括监查员姓名、监查日期、监查时间、监查地点、监查内容、研究者姓名、项目完成情况、存在的问题、结论以及对错误、遗漏做出的纠正等。

负责医疗器械临床试验的研究者应当具备哪些条件？

（1）在该临床试验机构中具有副主任医师、副教授、副研究员等副高级以上相关专业技术职称和资质。

（2）具有试验用医疗器械所要求的专业知识和经验，必要时应当经过有关培训。

（3）熟悉申办者要求和其所提供的与临床试验有关的资料、文献。

（4）有能力协调、支配和使用进行该项试验的人员和设备，且有能力处理试验用医疗器械发生的不良事件和其他关联事件。

（5）熟悉国家有关法律、法规以及医疗器械临床试验质量管理规范。

临床试验用医疗器械是否可向受试者收费？

研究者应当保证将试验用医疗器械只用于该临床试验的受试者，并不得收取任何费用。

在临床试验中,研究者应当至少记录哪些内容?

(1)所使用的试验用医疗器械的信息,包括名称、型号、规格、接收日期、批号或者系列号等。

(2)每个受试者相关的病史以及病情进展等医疗记录、护理记录等。

(3)每个受试者使用试验用医疗器械的记录,包括每次使用的日期、时间、试验用医疗器械的状态等。

(4)记录者的签名以及日期。

临床试验报告应包括哪些信息?

根据国家药品监督管理局关于发布《医疗器械临床试验伦理审查申请与审批表范本》等六个文件的通告(2016年第58号)中发布的《医疗器械临床试验报告范本》,医疗器械临床试验方案包括以下内容:

一、一般信息

二、摘要

三、简介:简单介绍试验用医疗器械的相关研发背景(例如原因、目的、目标人群、治疗、时间、主要终点等)

四、临床试验目的

五、临床试验方法

六、临床试验内容

七、临床一般资料

(一)试验范围(病种)

(二)病例的选择

1. 入选标准

2. 排除标准

(三)样本量的计算

(四)病例数:入组情况

八、试验用医疗器械和对照用医疗器械/对照诊疗方法

（一）试验用医疗器械

（二）对照用医疗器械/对照诊疗方法

九、所采用的统计分析方法及评价方法

（一）统计分析方法：

1. 分析人群

2. 统计分析方法

（二）统计评价方法

1. 有效性终点

2. 安全性终点

（三）缺失值和异常值的处理

十、临床评价标准

（一）有效性评价标准

1. 主要指标

2. 次要指标

（二）安全性评价标准

1. 主要指标

2. 次要指标

十一、临床试验的组织结构

十二、伦理情况说明

十三、临床试验结果

十四、临床试验中发现的不良事件及其处理情况

（一）不良事件定义

（二）不良事件严重程度判定

（三）不良事件与试验用医疗器械及操作关系的判定

（四）严重不良事件定义

（五）本试验发现的不良事件、可能导致严重不良事件的器械缺陷及其处理情况

十五、临床试验结果分析、讨论，尤其是适应证、适用范围、禁忌证和注意事项

十六、临床试验结论

十七、存在问题及改进建议

十八、试验人员名单

十九、其他需要说明的情况

二十、研究者及临床试验机构临床试验管理部门意见

300 医疗器械临床试验核查的重点有哪些方面?

作为医疗器械临床试验的监督管理手段，NMPA已自2016年开始以抽查的方式，对全国范围内开展的医疗器械临床试进行核查。临床试验核查的重点主要包括如下几方面：

（1）承担医疗器械临床试验机构的资质情况：是否为GCP机构或相关临床试验指导原则规定的医疗机构。

（2）临床试验伦理审查情况：临床试验是否经伦理委员会审查同意并签署知情同意书。

（3）临床试验方案制定与执行情况：例如，临床试验方案是否申请人与临床试验机构协商制定；临床试验方案是否经伦理委员会审查同意；临床试验过程是否遵循临床试验方案开展；各临床试验机构执行的方案是否统一；临床试验方案规定的试验内容是否由试验机构完整开展等。

（4）申办者履职情况：例如，是否签署临床试验合同/协议，并明确相关方在临床试验中的责任；是否对试验人员进行培训；临床试验前是否进行预试验；申请人是否派员对临床试验进行监查等。

（5）临床试验记录情况：例如，临床试验过程记录是否完整、可追溯；临床试验的CRF表是否填写完整并与原始资料一致等。

（6）试验用医疗器械的管理情况：例如，试验用医疗器械是否有具备资质的检测机构出具的合格报告；试验用医疗器械名称与型号是否与临床试验报告中的产品一致；试验用医疗器械的管理记录（包括分发、运送、接受、回收与销毁）是否完整，数量是否相符。

（7）临床试验申报资料情况：例如，注册申请提交的临床试验方案与试验机构保存的试验方案版本及内容是否一致；注册申请提交的临床试验报告与试验机构保存的试验报告版本及内容是否一致；注册申请提交的临床试验报告中的数据与原始记录中的相应数据是否一致；临床试验报告中载明的样本量与各临床试验机构实际承担的样本量是否一致；临床试验报告上的临床试验人员签名是否属实，其他签章是否符合要求等。

案例分析

1 主要研究者

案例

临床试验中,主要研究者(principal investigator,PI)是关键性人物,往往决定了临床试验的成败。在试验进行的过程中,经常会发生一些意想不到的情况,以下归纳了围绕 PI 发生的一些突发情况,以讨论在实际工作中遇到类似的情况时该如何应对和处理。

1. 试验周期很长,PI 的年龄高,在试验进行的过程中去世了。
2. PI 在试验过程中辞职,离开了医院。
3. 根据医院的决定和安排,PI 不再担任科室行政主任,但在科里继续做医师。
4. 医院或者其他行政命令紧急调集 PI 前往某地支援或外出任务导致无法履职。
5. PI 符合方案的入排标准,于是用了自己试验中的产品,成为受试者。你在监查中发现了这个问题,如何处理?

案例分析

上述情况,可以大致分为 4 类:

(1)情况 1 和情况 2 的思路一样,即 PI 无法继续履行主要研究者的职责,需要更换新的 PI。在临床试验进行的过程中,更换 PI 是可以的,流程比较复杂,需要签署和更新大量的文件。

(2)情况 3 在技术层面不难,主要难点在于如何处理医院或科室内部的关系,保证试验继续顺利地进行。

(3)情况 4 为临时性较长时间外出无法正常履职,但完成任务后仍然可以继续履职。一般建议由 PI 指定人员代行 PI 职责,并将该事项报备给管理部门、申办方、伦理委员会等试验各方。

(4)情况5是最难的一个,需要详细分析。

关于这几个案例,没有标准答案,下面的分析供参考。

情况1和情况2的解决方法均为更换PI。流程上,需要上报药物临床试验机构和伦理委员会,以及项目的管理团队,得到批复;重新签署授权表,对新PI提供项目培训,收集简历,申请各种系统(如中心实验室、IVRS、EDC等)的权限,更新系统。此外,还需要终止原先的权限,可能还要重签合同,甚至重新进行研究中心评估。情况4临时性指定人员代行PI职责。

完成所有的流程后,在接下来的几个月内,临床CRA仍需密切关注研究中心的项目进展情况,适当提高监查频率,直到新PI完全熟悉项目并且可以履行全部PI的职责。

情况3在实际工作中需要根据具体情况来决定采取的行动,更换新主任作为PI,或者不换PI,老主任继续担任PI,均有可能。绝大多数情况下,建议不要更换PI。

虽然项目不更换PI,新主任可能会有想法,但可以由后期新项目建立起良好的合作关系。如果贸然更换PI,很可能新、老两位主任都会得罪,不如观望后再做进一步的决定。

情况5中PI没与申办方商量,自己使用试验产品加入了试验。当CRA发现这个问题时,PI已经成为受试者。

常见的观点有以下几种:

(1)剔除PI作为受试者的数据。

(2)让PI去别的研究中心参加这个研究(该PI不是牵头PI,并且假设发现这个问题时,PI还没使用试验用产品)。

(3)更换PI,让他脱离这个项目,然后以无关人员身份参加研究。

(4)PI符合所有入排条件,具备参加临床试验的资格,知情同意没有问题,患者权利也不受影响。不允许他参加,是侵犯了他的个人权益。

(5)如果是双盲试验,PI参加研究并不会影响数据;如果是开放的,那数据就需放弃。

该案例讨论的关键在于:

(1)PI到底能否作为受试者参与自己负责的临床试验?

(2)PI作为受试者参与自己负责的临床试验会有什么不良影响?

(3)这些不良影响有无挽回的余地?

先回答第二个问题,也就解决了第一个问题。

PI入选后,首先在财务或利益上就有了除试验费用以外的与申办方的关联,这将会导致利益冲突(conflict of interest)。

其次，不管试验设计如何，医师对于入排标准的评判，安全性的评估等，总有一些指标不能来自客观检测数据而是来自医师的主观评估。PI参加这个试验，表明他对该产品和该试验具有充分的信心；而研究者应该是不带任何偏见、公正地看待试验进展和结果。PI对于试验产品和试验项目的主观观点，将影响整个试验中心的倾向。他参加了试验，影响的是这个试验中心入组的患者数据，可能会发生医学判断的偏倚。

关于第三个问题，建议立刻报伦理委员会和临床试验机构办公室，然后走更换PI的流程，让PI脱离该研究，解除与研究的一切关系，但这并没有解决数据偏倚的隐患问题。

对于数据能否使用，建议是至少PI本人入选试验随访期间，该中心的所有数据不能用；如果更严格一些，这家中心在PI被撤换前的数据，都将无法使用。

目前临床试验方案已日趋严谨，某些公司会在排除条件中写明试验研究人员不得作为受试者参与研究。如果有这一条，绝大多数研究者不会明知故犯；但如果确实犯了，还需要报方案违背。

以上是围绕PI发生的一些情况的案例讨论，这些案例并没有标准答案。通过案例讨论，提供一些思路，以期更好地处理实际工作中发生的各种情况。

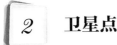

卫星点

案例

你（CRA）负责的某个临床试验中的一家试验中心（本院）的患者很多，医院租用了附近另一家医院空置的病房，开辟了一个新的病区（分部）。新病区中的所有医师和设施都来自本院。

项目经理（project manager，PM）在查看各家中心的情况时，发现某家中心有两个发药地址（本院与分部）。你解释了这家中心的上述情况后，PM认为，分部应该作为卫星点（satellite site）来管理。当你把这个意见转达给PI时，PI却认为，分部就是本中心的一部分，跟本院一样，不应该用卫星点的管理方法。对此，你该如何处理？

案例分析

在这个案例中，首先需要考虑以下问题：
（1）什么是卫星点？卫星点应该如何管理？

（2）在本案例中，医院租用的空置病房算卫星点吗？

（3）如果这个分部被认为是卫星点，CRA应该采取哪些行动确保所有的试验操作都符合规范要求？

（4）某些医院在其他地区设有分部，这些分部确实是医院的产业，并非租用的病房，那么分部是否算卫星点？

（5）如果某家医院的某个专业组是国家认证的临床试验基地，那么位于分部的相同专业组，是否也是国家认证的基地？

这个案例的难点有两处：一个是技术层面的，即需要解决"什么是卫星点？"的问题；另一个是沟通层面的，CRA夹在PM和PI之间，他们观点不一样，CRA应该如何协调并促成各方最终达成一致？

首先来看技术层面。

卫星点在ICH GCP和ISO14155中都无法找到定义，这些文件是方向性的指导原则，不会涉及具体的操作。一些公司会对卫星点这种实际操作中遇到的问题做出一些界定，但目前没有权威部门发布关于卫星点的公认的定义和操作方法。SOP对于卫星点有一些要求是一致的，即属于医疗机构，由同一个PI承担职责，可进行试验的操作，需要有合格的人员和设备，需要有足够的文件和技术支持。

在这个案例中，需要根据申办方或者CRO的SOP对卫星点的定义来判断这到底是否属于卫星点（用申办方还是CRO的SOP，在项目启动前有明确规定）。某些公司判断的标准往往是物理地址是否一致。

如果判断为卫星点，CRA需要做的工作如下：

（1）分部作为卫星点，重新做研究中心评估访视（site feasibility visit），评估分部设备和人员的资质，评估报告递交给PM，请他做出决定是否能采用分部。

（2）试验资料递交给租借病房的那家医院的伦理委员会，请伦理委员会审阅批准，或者签署豁免授权给试验医院。

（3）报告这件事给试验医院的伦理委员会，让他们批准使用租借的病房。

（4）报告给试验医院的机构，请机构审阅批准。

（5）如果是上市前临床试验，还要报告给公司注册部，请注册部评估这家医院分部的数据是否可以用于上市前临床试验申请。

（6）拿到上述所有批准后，CRA需要同研究者一起建立起分院的操作流程：标本如何采集，数据如何录入，药品如何储存和发放，总院和分院之间如何协调，如何保证PI能有足够的时间和精力兼顾分院的试验进度和质量。整个建立起来的流程需要有书面的记录。

在现实中，上述的批准很难全部拿到。对于CRA来说，需要了解如果要用分部,如何做风险最低;但为了避免麻烦和潜在的风险,最保险的做法还是从最初选研究中心时就避免出现分部或分院的情况。毕竟法规中对此没有明确的定义和指导,即使再小心翼翼也很难避免风险。

这里需要强调的是,无论是租借别的医院的病房,还是自己医院开的分院和分部,就性质而言,与国外的卫星点并非完全一样,法规对此也并没有明确的定义和指导说明。这也就是为什么现在国内那么多医院开分院,但很少听到卫星点的说法。因此,除非公司 SOP 中有对分院或分部情况的明确定义,否则需谨慎使用卫星点的概念。

第五个问题是关于临床试验机构资质的认证。临床试验机构认证是针对某一个地址的医疗机构的某一个专业组。认证通过后,并不能认为分院也同样具有临床试验机构的资质,因为国家食品药品监督管理部门并没有检查过分院的设施配备和人员素质。举一个非常极端的例子,如果北京某家有资质的医院去广东佛山开了一家分院,不能认为佛山分院的相同专业组就是 NMPA 认证的临床试验机构。

NMPA 官网上对于临床试验机构资质认证的相关文件中,无论是 2012 年 11 月 5 日发布的《药物临床试验机构资格认定》,还是 2015 年 7 月 20 日发布的《医疗器械临床试验机构资质认定管理办法(征求意见稿)》,其中《药物临床试验机构资格认定申请表》和《医疗器械临床试验机构资质认定申请表》,都要求写清机构的中英文地址和邮编,可见机构资质是同物理地址相关的。

机构资质同地址绑定,会导致出现一个新的问题,医院搬家怎么办?目前,大家默认机构跟着医院走,如果机构已经被认证过,那么无论医院到哪里,机构都依然具有资质。然而,从法规层面来说,NMPA 并没有出台过指导意见,因此在实际操作中,需要具体问题具体分析,或者提前与审评中心沟通好这个问题。

接下来看看沟通层面的问题。

沟通层面主要是考查 CRA 的沟通协调能力,这个没有标准的模式和解决方法,因人而异,因事而异。在这个案例中,PM 和 PI 的意见不统一,CRA 夹在中间,两边都不能得罪,该如何处理才能解决当前的问题?

首先,需要明确的一点是,CRA 在技术层面必须非常清楚是非对错,必须有原则,不能为了避免得罪人而无底线地迁就,这会给整个项目以及个人造成不可估量的损失。

其次,在沟通过程中,需要真正站在对方立场上考虑问题。PM 为什么要求按照卫星点管理?他这是无理要求吗?只是为了增加 PI 的烦恼和 CRA 的工作量?PI 为什么不同意设卫星点?他只是在显示作为 PI 的权威吗?

要想真正解决问题、达成一致,CRA 必须深入了解各方的想法和顾虑。

从 PM 的角度来说，绝大多数 PM 不会故意刁难 PI 和 CRA，他的建议是出于对试验质量的担心，以及后续稽查或者检查可能存在的潜在问题。

如果 CRA 能想到这一点，而不是简单地抵触和反驳，拿出前面提到的各种证明分院资质的文件（试验前对分院人员和设备的评估，启动前分院各种流程的建立，机构和伦理委员会对于分院的认可等），如果公司 SOP 中对于卫星点并没有更明确的指示，那么 PM 很可能也就会接受 PI 的意见，这件事情就解决了。

从 PI 的角度来说，他并不会故意希望试验质量出问题，更不想在稽查或者检查中自己的中心出现严重的问题。那么，他不同意 PM 的意见，往往一方面是怕麻烦，觉得没必要，不想把事情弄得很复杂，也不想改变现状，或者是自己心里也没底，不知道卫星点该怎么弄，另一方面觉得被人挑战了权威，有些不痛快。

CRA 如果了解到 PI 这样的想法，则需要尊重 PI 在该医学领域中的权威性，拿出具体需要做的事情的清单，并告知 PI 哪些事情自己和 Sub-I 可以完成，哪些需要 PI 的支持（需要 PI 亲自做的往往很少）。PI 看到并没有造成太多额外工作量，而这样做可以解决以后的潜在问题，免除后顾之忧，也许也就同意了。

对于临床试验中的沟通问题，归纳一下有以下几点：

CRA 需要有足够的知识和能力辨别对错，在原则性问题上不能妥协和迁就。

沟通中需要找出对方真正的顾虑之处，有针对性地提出解决方法。

以上是建立在和对方具有良好关系的基础上，否则沟通的成效会很低下。沟通不是为了说服对方听从自己的意见，而是站在对方的立场帮助他一起解决问题。

以上和 PM 及 PI 的沟通仅仅只是举一个例子，实际中的情况可能千差万别，需要 CRA 发挥自己的力量，找出正确的解决方法。

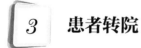

患者转院

案例

你（CRA）负责一个国际多中心临床试验中国内的一家中心，目前入选和治疗都已经结束，患者在随访期间。

有一天，你收到 PM 的一封邮件，告诉你有一个患者在新加坡入组的，一直在新加坡的中心治疗和随访。现在因为工作变动，他会到国内来工作和生活。项目组不希望损失这个患者，因此让你做好接收准备，这个患者会转移到你负责的那家中心。

你应该如何处理？

案例分析

对于这个案例，首先考虑以下问题：

（1）有了PM的批准，是否就可以接受转移过来的受试者？

（2）如果不想损失这个受试者，有哪几种方式可以继续获得他的随访数据？

（3）目前，已经确定这个患者要转移到自己的中心，CRA需要做哪些准备工作？

需要关注的有两点：患者的权利是否得到了保证？转移过程中，数据和资料的可靠性及完整性是否会受到影响？

对于临床试验中发生的绝大多数情况，判断依据均为上述两点。需要保证患者的权利。首先，要征求患者个人的意见，是否愿意转移到另一家中心。其次，需要得到两家中心PI的同意，一边同意转出患者，一边同意接收患者。再次，两家中心伦理委员会的批准必不可少。最后，对于中国的研究中心，虽然转移患者不需要机构的批准，还是需要提前告知，因为转移后患者数变了，机构最后是要审核分中心小结报告的。

为了充分保证患者的权益，PM建议患者到新的研究中心之后，知情同意重新做一遍，在新的研究中心再签一份知情同意书。由于该患者的母语是英语，虽然中国的研究中心批准的ICF有英文版本，但用英文做知情同意对于研究者也许是新挑战。

在数据和资料的方面，因原始资料无法转移，只能请新加坡的PI写一个病情介绍给中国的PI。电子病例报告表中的数据，因新加坡的原始资料无法转移到中国，患者转移之前的eCRF需要新加坡的CRA把数据全部清理完成之后锁定，然后把eCRF转移到新的研究中心。交互语言应答系统和中心实验室等系统中所有的数据均要重新设置。

如果项目中有一部分简单测试是各家医院的实验室做的，如血常规、尿常规，每家医院实验室的编号和实验室正常值（LNV）在系统中是不一样的，这个患者转移后的医院实验室的检查需要在系统中和原研究中心的实验室检查联系对应（需留意检查编号以及正常值范围）。

以上说的情况还算相对简单，因为这个患者已经完成治疗，是在随访期进行转移。如果患者还需要用药，IVRS还需要多一道药品重新分配的工序。

这个案例还可以考虑另外一种相对简单的解决办法。

因为该患者已经完成治疗,仅剩随访,中国的研究中心可以仅承担信息收集和标本采集工作,也就是说,中国研究中心负责随访的问诊、体格检查、不良反应记录和标本采集等工作,医院实验室的报告以及病史记录提供给新加坡的研究中心,由他们那边负责病例报告表填写。需要小心的是,送中心实验室的标本需要提前联系和确认好,因为标本采集盒上面的条形码是和研究中心的编号联系在一起的,需要中心实验室的工作人员在系统中把标本手工移到新加坡研究中心下面。

前期两边研究中心的 PI 同意、伦理委员会批准、中国的机构通知,以及重新做知情同意等步骤不能省略,唯一减少的是,不需要在 eCRF、IVRS 和中心实验室的系统中转移这个患者。

随着中国越来越多地参与到国际多中心临床试验中,在实际中遇到的情况也越来越复杂。在任何情况下,案例开头提到的两条原则不会变,即坚持保护患者的权益,坚持数据的真实可靠及完整。

  4 断药

案例

你(CRA)负责一个多中心临床试验的两家中心,在同一个城市内。中心 A 入组很快,在你还来不及预定新的药品时,已经把启动时送去的药品都用完了,但马上就有一位患者要用药(对照组患者)。你向中心仓库咨询立刻申请发药的话,药品什么时候能到研究中心?仓库回答全国入组都很快,已经没有库存了,下一批药将在两周之后到达;然而这个时间对于患者已经超窗了。

你负责的另一家中心 B 距离 A 很近,由于入组慢,还有大批药品没有用。你咨询中心 B 的研究者,能否借用 1 瓶药给 A,等中心仓库的药品到达后归还?研究者认为没有问题,近期不会有患者入组,只要按时归还即可(方案1)。

此时,研究中心 A 的研究者很着急患者用药问题,他提供了另一个解决方案——医院 A 的药房有这个对照组患者需要用的药,一样的厂家,连生产批号都是同一批。他建议先从医院药房借 1 瓶药,等中心仓库发药之后,归还药房即可(方案2)。

你应该如何做出选择?

案例分析

考虑以下问题：

（1）你会选择方案1还是方案2来解决这个供药问题？这其中有什么样的风险？

（2）如果一定要用方案1或者方案2，如何做才能让操作符合各种规范要求？

（3）还有什么办法可以解决案例中的供药问题？

断药是临床试验中非常忌讳发生的情况，有各种严格的规定和措施来保证各家研究中心的药品供应。只是在现实中，实际情况千差万别，即使CRA和PM再努力，有时还是无法避免断药情况的发生。举个例子，某年冬天湖南大雪，各种运输工具全部暂停，申请的药品无法运送到研究中心，湖南的研究中心只有常规存量的药，在新的药品送达之前，这家中心只能暂时断药了。

在实际工作中，需要非常重视供药问题，尽一切努力避免出现断药的情况，因为断药无论对研究还是对患者，都是非常负面的影响。如果非常不幸发生了断药，需要知道有哪些方法可以来应对。

首先看方案1。表面上看，A缺少1瓶药，B正好有富余的药，两家中心距离还很近，都是你在负责；那么跟B的研究者说一声，先拿1瓶给A，等A发药之后，再归还给B，不就皆大欢喜了吗？

这种做法在实际中真的有发生，甚至连两家药品库存和发放表都没有更新，因为CRA觉得，A把药还给B后，两边的库存自然就平了，只要在归还前没有人去研究中心检查就可以了。事实上，检查者很容易从A的药品发放表中发现问题——A的库存小于A的发放，而新的药品登记入库的时间，是在那1瓶借来的药用出去之后。除非把新的一批药品的入库时间提前到使用那1瓶借来的药之前，但入库时间是和仓库发药时间的记录相联系的，如果是IVRS发药，发药日期的记录更不可能修改。

那么，如果要规范地解决断药问题，应该如何操作？

首先，需要考虑的还是患者的权益。药品是已经从中心仓库发出并在其他中心储存过一段时间的，这和直接从中心仓库发药到研究中心的不同。因此，需要提供这瓶药物的批次检验报告、运输记录、研究中心B药品负责人签收记录、登记入库记录、在B的药房储存的情况以及温度记录等所有相关资料，证明该药品是合格的，递交给A和B两家中心的PI和伦理委员会，申请药品的调动。某些中心的药品是由临床试验机构管理，机构的批准也不可缺少。

其次，药品调动需要PM以及中心仓库的批准。根据公司SOP的规定，填写药品重新分配申请表,得到批准之后,中心仓库会在系统中做调节,这瓶药直接划归到中心 A,也不需要再归还。一般来说,这仅适用于开放性研究。对于 IVRS 控制的双盲药品发放,理论上 IVRS 也可以操作,在系统中重新分配,但事实上为了减少风险,IVRS 的操作手册中,通常不提供这样调配的选项,因为可能会涉及系统随机的问题。如果实在需要,则必须和 IVRS 联系,通过手工调整来完成设置。系统调整完成后,药物不需要归还 B。

接下来需要考虑从 B 到 A 的运输问题。从 B 到 A 的运输,虽然路程很短,也需要有资质的运输公司来运送。如果是冷链药物,还需要运输路途中的温度记录。如此,当这瓶药从 B 运到 A 后,患者才可以正常使用。

下面看看方案 2。如果 CRA 觉得可以让研究者直接从医院药房拿 1 瓶药先用,等试验药物到了之后再归还,填平两边的库存,那就犯了与方案 1 中一样的错误。

如果药品都是一样的,从医院药房借药,理论上没有风险,也不会对患者有损害。然而,到底有无风险,是否影响患者的权益,这个判断不是由 CRA 做出,而需要伦理委员会来决定。因此,与方案 1 一样,伦理委员会、机构、PM 的批准必不可少,各种文件也需要记录清楚完整。如果医院药房就在医院内,运输不会成为问题。当然,从医院药房借药,是需要归还的,根据医院的要求,提供相应的药品检验报告和运输记录给医院药房。

对于这种情况,还需要看一下研究方案。在某些特别细致的方案中,会对药品的供应做出具体的规定,例如对照药由临床试验项目免费提供。如果方案中写了药品来源,那么用了医院提供的药品,必须要报方案违背。

对于方案 1 和 2 同时可选的情况,建议尽量选择方案 1,药品来源一致,系统中调整后也不需要归还;对于方案 2,医院的药品管理和临床试验不一样,储存也不同,有一些试验要求的记录,药房未必能提供,因此尽量用试验用药品。

最后,再提一下另一种解决思路。

虽然我们努力保证药品供应,一旦发生断药想尽各种方法来提供药品给受试者,但在实际工作中,临床试验有很多种不同的类型,用药也有很多不同的方式。对于某些试验来说,如果提供非正常途径的药物的风险高于受试者的获益,那么宁可让受试者推迟用药,上报方案违背,也不要冒险供应来历和质量都不能确定的药物给受试者。

因此,CRA 在工作中如果遇到断药的情况,请尽快上报,与 PM 和研究者商量,如何妥善解决。如果提供非试验用药的药品给患者,一定要得到伦理委员会的批准,因为伦理委员会才是判断受试者风险和受益的机构。千万不要觉得断药会影响自己的工作表现,想办法隐瞒和篡改用药记录,提供来历不明的药物给受试者。这不但让受试者承受很高的风险,更会影响整个试验的数据和质量,得不偿失。

发错试验用药品

案例

某个临床试验中心,某双盲临床试验项目的 CRA 在监查过程中发现,中心药房剩余的试验用药中有一盒试验用药物编号为 BX****9345,应该为已经发放给受试者 A 的药物,而缺少了本应该剩余的一盒试验用药品 BX****9645,经核对,受试者 A 药盒号与 IWRS 中央随机单随机出的药盒号不符,确定为药物发放错误。实际上是将受试者 B 的药物发放给受试者 A,且该药物尚未到达发送给受试者 B 的时间,CRA 发现此事后将其告知了 Sub-I 及药物管理员。药物管理员开始时认为自己不会发错药,肯定是记录出了问题,要求更正发药记录。研究者则提出是不是可以告知受试者当作未服用过药物,将剩余药物回收,重新发放。监查员认为应坚持 GCP 原则,尽快回访受试者、回收发放错误的试验用药品并进行记录。此事项应如何处理?

案例分析

在这个案例中,我们从以下几个问题来考虑:
(1)该试验为双盲试验,是否能够确定受试者 A 的组别?
(2)是否需要对受试者进行破盲处理?
(3)药物发放错误,受试者是否已经服用,是否影响受试者的安全性?
(4)如果受试者尚未服用发错的试验用药品,研究者提出的建议是否可行?
(5)受试者 B 的药物将如何发放?
本案例中发错药物的主要问题在哪里,给我们什么提醒?
由于该试验为双盲试验,无法确定受试者 A 及受试者 B 的组别,并无法确定使用药物为试验用药品还是对照药物。
因受试者 A 服用药物时间尚短,发现及时,并且无需抢救或者针对所使用药物采取措施,因此不需破盲,在最终统计或盲审会过程中决定该受试者的数据处理方式。
根据药物发放受试者服用阶段可分以下三种方式进行处理:
如药物已经使用完成进行回收,需 Sub-I 立即查阅受试者近期检查结果,确定有无新发 AE/SAE 等安全性事件发生，并严密观察受试者后续的随访访视，与 PI、申办者确定，受试者是否退出试验，并向伦理委员会报告方案违背。

如药物正在使用，需 Sub-I 立即联系受试者进行药物回收，清点已经服用及剩余药物数，立即协助研究者开具检查，对受试者进行安全性检查，确定受试者目前安全性状态，确定有无新发 AE/SAE 等安全性事件发生，与 PI、申办者确定，受试者是否退出试验，并向伦理委员会报告方案违背。

如药物刚发放尚未使用，Sub-I 立即联系受试者进行药物回收，发放正确试验用药品给该受试者，并记录该事件过程。

如果受试者将试验用药品带回家但尚未使用，Sub-I 立即联系受试者进行药物回收，发放正确的试验用药品给该受试者。是否可以不记录此过程，当作没有发生过呢？这是不可行的。因为药品发放记录、IWRS 随机系统再次申领 B 受试者的试验用药品等，都会留下这个过程的记录。在临床试验中，发生什么记录什么是我们的基本原则。如实记录比如何解决该问题、保护受试者安全和权益、如何防止再次发生此类问题，更为重要。

关于受试者 B 的药物，因尚未发放，在 IWRS 随机系统随机出该药物号后登记之前药物发放出现的问题，重新申请一盒试验用药品进行发放，因此不会对受试者 B 造成服药影响。

明确药物发放错误原因，如药盒编号过长不易核对、未认真核对或药物管理流程不完整等，由 CRA 对药物管理员进行再次培训，增加双人或三人核对过程，防止此类失误再次发生。

若因操作流程错误，则需明确发药流程，确定各步操作，增加责任人签字保证流程一致。

机构或者该试验应具备试验用药物发放及药物发放错误后处理的 SOP，确保研究团队正确应对。

风险未知的处理

案例

你（PM）在一个国际多中心临床试验中负责中国地区，该项目是国内已上市的一个药品扩大适应证的 III 期研究，药品由公司总部供应，免费提供给各家研究中心。

项目即将在中国启动，你突然接到中国注册部的一封邮件，信中提到：该药品在中国上市时批准的有效期是 3 年，但现在运进中国的这批试验药物有效期是5年，这可能会有潜在的法规风险。

你与总部确认有效期的问题，总部回答：几年前在中国上市的时候，只有3年的稳定性数据，所以有效期只能申请3年。目前已经有足够的5年药物稳定性数据，所以这批药物有效期是5年。

作为中国区的PM，你现在面临两个问题：如果有效期由5年变为3年，那运进中国的首批药物中，有将近一半很快就要过期；首批药物已经有部分从中国的仓库运送到了各家医院。

你现在应该如何处理？

案例分析

这个案例涉及多个问题，看上去一团乱麻，无从下手。整理一下，有以下几个难点：

（1）已上市的药品和用于试验的药品，可以有效期不同吗？

（2）如果在试验中用的药品的有效期长于批准上市的有效期，会有什么样的风险？这个风险在我们可接受的范围内吗？

（3）经过怎样的流程，才能把5年有效期的药物改成3年？或者把已批准的3年有效期延迟为5年？

（4）缩短有效期后，大批药面临过期该怎么办？

（5）已经送到医院的药该怎么处理？

前3个是注册的问题，后2个是执行的问题，执行需要在注册法规的指引下才能进行，也就是说，这几个问题环环相扣，必须依次解决。

这个案例最难的地方，在于第1个和第2个问题的答案是未知的。目前中国的药品注册法规中，并没有明确说明试验药物是否能与已上市药品（同品种）有效期不同；如果两者有效期不同，注册部无法确定到底会有怎样的风险，风险是否可接受。

项目启动迫在眉睫，对于未知的风险，PM应该做出怎样的决定？

通常的反应有两种：①对于风险置之不理，赌一把，也许什么事情都没有就过去了。②采用保守的做法，即使未知的风险有可能并不存在，也还是把它当作真正的风险来处理。

绝大多数跨国公司的项目或国际多中心项目会采用第二种做法，一方面没有必要去冒这个风险，另一方面如果风险真的存在，则很有可能导致中国所有研究中心的数据不可用，这个损失是不可接受的。

因此，在这个案例中，PM的选择是避免一切潜在的风险，把试验药物的有效期从5年缩短到3年，这个过程需要总部注册和药品管理部的批准，要提供充分的理由和解释为什么要这么做。

一旦通过总部的审批,药品管理部门会根据各种法规要求提供新的试验药物标签。中国收到标签后,进行重新贴标签,这个过程遵循各家公司的 SOP,有很详细的贴标签、核对以及记录的要求。

这里需要注意的是:①一定不能自己把原标签上的 5 年手工改为 3 年。②新标签需要总部批准,药品管理部门提供。临床试验药物标签有很多具体的要求,每个国家还有一些不同的规定,不要自己去设计和打印新标签。③重新贴标签的过程一定要符合 SOP 的规定,同时确保所有相关文件填写、签署完整。

对于已经运送到医院的试验药物,只能在研究中心重新贴标签。同样需要遵循公司相关 SOP,不一样的是,通常在研究中心进行的贴标签,需要研究中心相关人员在场监督及核对,注意相关文件的填写和签字,记录要保持完整。

对于因有效期缩短而面临过期的药物,如果总部发货仓库距离中国不远,可以考虑退回总部后,重新发送到其他国家,以减少浪费;如果运输成本过高,以至于超过药物本身的成本,也可以考虑在当地销毁。在这个案例中,PM 的做法是,和总部药物管理部门协调后,把即将过期的药物就近调配到亚洲其他国家,供这些国家的研究中心使用。当然,确定要转运的药物,不需要在中国的仓库中重新贴标签。此外,总部另发送一批生产日期较新的药物到中国,再分配到各家研究中心。

这一团乱麻的问题就这样解决了。需要强调的是,这并非唯一的解决方法,不同的公司、不同的 PM 完全有可能采取截然不同的处理方法。

这个案例分享了在风险不确定或未知的情况下,PM 应该如何做出判断和决定。在临床试验中,并非每件事、每个关键点都是清晰可见的,很多情况下信息并不充分,这种情况下,PM 如何权衡利弊,做出最有利于项目的决定,也是对 PM 分析和决断能力的考验。

快递试验用药品

案例

你(CRA)负责的一家中心遇到一个难题:一个受试者腿部做了小手术,最近一次的随访无法回到研究中心,但他不想错过这次用药,希望研究者把本次的药品快递给他。研究者问你如何处理,你也无法决定。

回到公司,你请教了几位资深的同事。他们的意见分为两派:一派认为研究用药不可以通过快递运送,温度如何控制?质量如何保证?万一损毁或者遗失怎么办？另一派觉得，需要考虑患者的权益，错过这次用药，也许会对患者的健康状况造成影响；至于运送的温度和质量问题，可以找有资质的专业药品运输公司解决。

你同意上述哪一方的观点呢？

案例分析

首先，需要明确的是，临床试验药物的管理非常严格，每个步骤都需要确保药物的质量。临床试验用药品不允许用快递送给患者，主要原因如下：快递运送药物的过程中，质量无法保证。

在患者使用药品前，没有研究护士/药品管理人员的检验。对于某些特殊使用的药品，患者使用药品缺乏专业人员的指导。一旦在药品使用过程中出现问题，患者将无法得到及时的医疗救助。

此外，在临床试验相关的法规中，对试验药物也有相应的规定：

根据 21 CFR Part 312.61，研究用药的管理/使用必须"在研究者的指导下"进行。如果药品是快递给患者的，这一点无法确保。

研究用药的运输需要一定的温度控制以及大量的文件签署，虽然使用专业药品公司进行运输能解决部分运送条件问题，但依然还是有潜在风险。

根据 FDA 对于 21 CFR Part 312 的解释，"根据法规，申办方应当仅运送试验药物到参与临床试验的中心"。尽管这里并没有提到研究者运送药品给患者，但按照 FDA 的上述要求延伸考虑，这也是很难被监管部门接受的。

因此，在实际中如果遇到患者无法到研究中心随访，但又不想错过用药的情况，需要根据试验的具体情况来分析：

如果停一次药对患者影响不大，宁可上报方案违背而不要快递试验药物。

如果停药确实对患者影响较大，并且患者和研究中心在同一个城市，那么如果有可能的话，请有项目授权的研究护士或者临床试验协调员在指定的运输条件下把药品给患者送过去，指导患者用药。这需要提前获得批准，并且签署所有相关的文件。

在非常极端的情况下，如果患者错过一次用药会对患者的健康造成巨大影响，而研究人员又不可能把药送去，那么才考虑快递药品。然而，即使是在这样极端的情况下，试验药物也不可以直接快递给患者，研究者应提前联系受试者家附近的医院或者诊所，快递给当地的医师，在他/她的监督下把药品发放给受试者。

这个过程需要申办方的正式批准，并且可能会需要签署 SOP 豁免（SOP waiver），因为在不少公司的 SOP 中，都不允许快递试验用药物给受试者。快递试验用药物的原因要记录清楚，并且申办方需要确认药物在整个过程中的质量,以及所有的相关文件记录。

在本案例中,底线是不可通过快递把试验用药品直接发放给受试者。

临床试验中的授权

案例

你(CRA)负责一家即将启动的研究中心。在和PI讨论授权问题时,PI的决定如下:

(1)授权研究护士负责知情同意。
(2)授权PI的研究生负责医学判断。

你觉得这样的授权不太合适,建议PI更改一下。但PI回答说,有哪条法规写明了研究生不能做医学判断以及研究护士不能谈知情同意吗?如果拿不出法规,那就按照他说的去办。

你翻阅了一下法规,没有找到这样的条例。那么,现在该如何处理?

案例分析

对于这个案例,我们需要解决以下问题:
(1)什么是临床试验中的授权?
(2)怎样的授权是合适的/正确的?PI上述的授权存在什么问题?
(3)授权给怎样的人有法规要求吗?

首先,明确"授权"的含义。在临床试验中,授权通常是指把不同的任务和权力分派给不同的人员,建立一个对结果负责的系统的过程。这个过程可以通过各种不同的方法来进行,因此很少会有法规对此做出明确规定。PI有权决定把任务授权给哪些人员,但需要注意的是,PI可以分配任务,但不能分配责任,PI自己始终是对临床试验负责的人。

FDA对于授权有一些指导意见:"FDA指南对于授权只说明大方向,并不会具体到指出谁应该担任哪一项职责。ICH E-6 Section 4.1.5指出,研究者需要保存和维护授权表,上面列出授权给哪些有资质的人员完成哪些试验相关的工作。这和我们的法规相似,并没有列出哪些具体的资质是临床试验必备的。换句话说,研究者有权决定完成试验相关工作的人所应具备的资格,以及这些任务需要哪些个人专业素质和执照。"

"为了证明被授权的人员具备相应的资质,需要满足当地法规的要求,如医学执照,继续教育,证书等。"

"ICH中并没有具体说明试验相关的职责,不过如果被授权的研究人员负责的是他本来就从事的工作,那是比较合理的。"

接下来看一下具体的授权。

(1)知情同意的授权

ICH允许PI把知情同意的过程授权给一个合适且合格的人员。只要PI认为该研究护士符合要求,可以授权知情同意。然而,确定知情同意的过程正确执行是底线。如果一定要把知情同意授权给研究护士,最好PI在知情同意之后短暂的会见一下受试者以确保整个过程无误,以及患者已接受充分的知情同意。研究护士可以从个人层面向患者进一步更详细地介绍研究的具体信息,但可能并不清楚对于该受试者而言,有哪些替代治疗,以及不同的治疗中的风险和受益如何。在执行和记录知情同意的过程中,PI需要确保整个过程符合当地法规要求,例如在法国,只有医师才能进行知情同意。

在FDA的"对于知情同意的指导原则"中提到:"FDA并不要求PI自己进行知情同意的过程,但无论PI把知情同意授权给谁,他/她自己始终保留对于知情同意的最终责任。"

在中国,法规并未对谁能进行知情同意有明确的规定。根据上面的阐述,我们可以理解,在中国PI有权把知情同意授权给研究者,但前提是PI有措施能保证整个过程正确执行且受试者得到充分的知情同意。

(2)医学判断的授权

在临床试验中,对于涉及安全性及有效性的医学判断,需要有资质的医师进行,通常是PI或者Sub-I。如果进行医学判断的人不具备相应的知识和能力,则无法保证数据的准确以及患者的安全。

ICH E6 4.3.1和4.3.2要求有资质的医师(PI或者Sub-I)对所有试验相关的医学判断负责。研究者必须确保对于任何安全事件,提供给受试者足够的医学关怀。在某些国家,根据当地法规,安全性和有效性的数据需要医师的审阅和判断,这是必须满足的条件。

在这个案例中,如果PI的研究生具有正式的执业地点为本中心的医师执照,并且在该治疗领域中具有足够的临床经验,那么是可以被授权作为Sub-I进行医学判断。如果该研究生并没有临床经验,也不是合格的医师,那么由他进行医学判断是不合适的,也不符合要求。

总结

对于授权,法规规定的是大方向,很少会提供具体的操作意见。从这些法规中,我们可以看到这样一些原则:

(1)PI有权指定合适的人员担任试验中合适的职责。

(2)授权的人员需要合理且合格。合理含义是,有明确的理由支持他担任试验中的该项职责，例如被授权的职责是原本就从事的工作。合格的含义是某些职责需要有一定的资质，被授权人员需要提供一些证书证明自己具有该职责要求的知识和能力。

（3）无论如何授权，PI 能分配的只是具体的工作，PI 始终是对于整个项目的最终负责人。

研究者的额外数据要求

案例

你（CRA）负责一个多中心临床试验中的其中一家中心。目前整个项目已基本结束，统计分析报告和临床试验报告也已完成，研究中心可以关闭。当你去和 PI 谈关闭中心的问题时，研究者提出，希望你可以从数据库中把数据导出来，刻一张 CD 或者拷到 U 盘中交给他，他自己想再做一些额外的数据分析。

听到这个要求，你觉得很为难。一方面觉得数据不能这样交给研究者，另一方面又觉得研究者对数据本来就有权限可以查看，似乎把数据交给研究者应该也没有问题。那么到底应该怎么办？数据能不能交给研究者呢？

案例分析

对于这个问题，首先要看这是一个研究者发起的临床试验，还是公司发起的临床试验，这关系到数据的所有者（data owner）。

根据 ICH GCP，申办方是指"发起、管理和财务资助临床试验的独立的个人、机构或者组织"。通常来说，申办方对试验数据具有所有权。

如果是公司发起的研究，那么公司是这个研究的申办方，也是试验数据的所有者，研究者分析、使用、发表、演示数据，必须得到申办方的同意。对于研究者发起的试验，发起这个项目的那位研究者是申办方兼数据所有者，提供资金或者其他资源的公司，只是支持方。

下文中提到的申办方，可以是指临床试验的发起公司/厂家，也可以是发起研究的研究者，视试验的类型而定。

其次，要看这位研究者要的数据是他自己中心的数据，还是整个研究的所有数据。

如果研究者要的只是他自己研究中心的数据，那么这些数据可以提供给他。考虑的因素有：

(1)在该中心,研究者本来就有所有相关的原始数据以及初步数据。数据库中导出的数据,只是经过整理后的数据列表,提供这样的数据给研究者并不会泄露更多的额外关键信息。在某些 EDC 项目中,试验结束时,该研究中心的数据原本就会刻盘交由研究者保存。

(2)在每个项目开始之前,研究者都会签署一份保密协议(confidentiality agreement)和一份临床试验协议(clinical study agreement)。协议中明确写清楚数据的归属权,以及使用数据时需要经过的批准。研究者有义务对研究信息保密。在这个案例中,提供相应的文件以及数据列表给到研究者,可以显示申办方的诚意而并不会影响原来合同的条款,因此可以考虑提供。

(3)然而,即使如此,对于申办方来说,获知研究者到底拿这些数据去做什么是非常重要的。如果研究者的出发动机是合适且可被接受的,那么这些数据可以提供;反之,则可能需要考虑拒绝提供这些数据。

(4)绝大多数情况下,研究者索要数据的目的是额外做一些分析,发表文章。在多中心临床试验中,申办方通常不建议某一家研究中心单独分析和发表自己中心的数据,因为有可能这部分数据单独分析得出的结论和整个试验所有数据的结论不一致、出现相互矛盾的情况,因为毕竟单中心的数据是整个研究中的部分数据,样本量和数据都不充分。

一旦发表的单中心结论与整个研究结论不一致,申办方就会面临比较尴尬的局面。因此,申办方要么在一开始就不建议单中心进行数据分析和文章发表,要么在单中心的数据分析完成之后、结论发表之前,进行浏览和审核。数据和结论与整个项目一致的,才会批准发表。

如果是第二种情况,研究者索取的是整个项目的数据,包括他自己的研究中心以及其他研究者的研究中心的数据,那么这种要求通常不会被接受。

(1)首先考虑的是受试者的信息保护问题。受试者签署的临床试验的知情同意书,同意参加研究项目,并且授权数据的使用,这是与某一家研究中心签的。理论上来说,另一家研究中心并没有数据浏览及使用的授权。因此,这些数据被透露给另一家研究中心是有风险的。

如果其他中心的患者数据被提供给某一家研究中心,那么其他研究者的权益会受到损害,这也是需要考虑的因素。

(2)一旦某一家中心的研究者索取了所有中心的数据,其他研究者也可能提出相应的要求。这些要求会导致数据的所有者,也就是试验的申办方的权益受到损害,无法控制数据的使用和流向。

(3)如果某位研究者一定要求拿到整个项目的所有数据,包括其他中心的数据,那么建议重新签署一份适当的合同,在合同中需要明确规定数据的用途、归属以及使用条件,并且受试者、其他研究者、申办方的权益得到保证。

在这份新合同签署之前,任何相关文件和数据都不可提供给研究者。

总结

在多中心临床试验中,研究者可以获得自己中心的研究数据,但如果要做额外分析和发表,则需要提前和申办方达成一致。通常来说,整个研究的全部中心的数据不会提供给某一家研究中心的研究者。如果某位研究者出于某些原因和考虑,需要获得其他中心的数据,则往往需要额外签署一份协议,以保障各方的权利和利益。

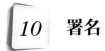 署名

案例

你是一个国际多中心临床试验项目的CRA,现在项目已经接近尾声。PI找到你,想跟你谈关于文章署名的问题。研究者表示,希望至少有一篇文章由他担任第一作者,理由是在全球多中心的项目中,这家研究中心的入组量排到了全球的前三名。

当你把研究者的意思传递给PM之后,PM表示文章的署名是由研究者对项目的设计贡献以及写作贡献来决定的,而不是入组量。这位研究者虽然入组量多,但缺少对于项目的学术贡献,因此无法让他担任第一作者。

听到这样的答复你非常担心,但研究者一直在催促你,你不得不把PM的意思转达给了研究者。果然不出所料,研究者非常愤怒,表示如果不是想成为第一作者的话,根本不会入组这么多患者,公司必须要考虑他做出的贡献,否则以后不会和这样的申办方合作,分中心小结报告他也不会签字。

现在,你该怎么办才能安抚愤怒的研究者,并且推动这个项目继续进行下去?

案例分析

这个案例的关键在于依照怎样的标准来判定研究者署名的资格?

对于一般的科研项目,每位成员在整个项目中贡献的大小将决定他们最终署名的先后。而对于临床试验,这个问题有一点复杂。早期在临床试验野蛮生长的时候,为了完成入组这个最大的难题,申办方往往默许文章署名按照入组数量来判定,以此激励研究者尽早完成入组。久而久之,研究者也默认入组数与文章署名相关联。

然而,随着临床试验领域的不断进步,操作越来越透明,这样操作的弊端

也逐步被各方认识到。由于没有任何法规要求覆盖作者署名资格这一部分，目前遵循的是国际公认准则——有学术贡献的人员才有作者资格。当某个人至少完成了以下研究之一，实质上参与了科研项目时，可以界定为做出了学术贡献：研究问题的构思与设计，开发了关键的研究方法，设计数据的分析和描述。

就学术贡献的重要性来说，并非每位作者都一致，但所有的作者必须达到最低的标准。只是按照要求完成任务的人，招募患者、检查问卷、收集数据、到图书馆查文献……不管做得多好，都没能达到作者要求。

需要指出的是，国际多中心临床试验几乎很少由国内发起，也就是说，当中国的某位研究者被询问是否愿意加入某个国际项目时，基本上研究问题、试验设计和方法已经全部确认，即使研究者想做出一些"学术贡献"，也是没有机会的。既往中国的研究者靠多入组患者争取文章的署名权，然而当学术贡献被作为判定署名资格的依据时，这条路就被堵死了。由此产生的署名争议，屡见不鲜。

回到案例，既然目前国际公认署名资格由学术贡献来决定，那么如何解决中国研究者对于署名的要求？

首先，对于国际多中心项目，往往在方案确定下来之后，就会制订发表计划以及作者要求。原则上要求对于研究中必不可少又不具备作者资格的人员，尽量预先告知，也就是从一开始就向全体项目成员阐明署名资格。然而，在实际中，申办者很少会在项目还没开始时，就和所有的研究者明确探讨文章署名的问题。一方面临床试验的风险很高，结果未可知，试验过程中的很多问题和困难，都会影响最终的结果；另一方面，一个临床试验，少则两三年，多则长达十年，即使在研究开始前就探讨了署名问题，经过这么长时间之后，很多情况都会改变，项目开始前制订的发表计划和署名资格，可能到后期会有修正和改变。

然而，如果在试验基本完成、开始准备文章写作的时候，才讨论署名问题，一个很高的风险就是我们开头的案例，也就是说，研究者默认署名按照入组数来决定，而申办方并非按照这个标准。对于这种情况，CRA能做的是，尽量在征询研究者是否愿意参加国际多中心临床试验时，了解研究者的意图，也就是他希望从这个项目中获得什么。如果某位研究者对于署名的期望值太高，明显不可能达到他的要求，那就要慎重考虑是否选择他加入研究；或者将这个情况汇报给总部，让总部有意识地把这位研究者加入研究讨论、数据处理方法以及研究问题的解决之类的工作中。当然，前提是该研究者具备相应的能力、影响力以及英语水平。

其次，假如CRA一开始没有这样做，直到项目结束时，才出现署名的问题,就如我们的案例那样,那么该如何做才能补救?

(1)如果该研究者学术和科研能力都非常强,确实具备成为作者的资格,那么可以和总部联系,看是否能让该研究者参与数据描述分析、论文撰写、审阅修订等工作中。如果该研究者能提出一些建设性的意见或者对文章做出一定的修正,那他理所当然可以成为作者。

至于第一作者,一旦当该研究者和全球其他顶尖的研究者一起参与文章的讨论,他会了解到自己与其他研究者之间的差异,往往不会再坚持第一作者。如果他有底气依然坚持要成为第一作者,那么CRA也不妨帮忙争取一下。既往曾经发生过研究者坚持要成为全球项目文章的第一作者,亲自去和申办方总部谈判,在列举出自己对于该项目的各种学术贡献之后,顺利成为第一作者的情况。因此,这并非不可能,取决于该研究者是否有这样的实力和底气。

(2)如果研究者学术没那么强,没法做出学术贡献,只是希望凭借入组数目多成为第一作者,这种情况的处理通常是希望研究者知难而退。常见的办法有以下几种:

同前面处理方法一样,给予该研究者和其他国家研究者一样参与文章讨论的机会并分配给相应的工作。如果无法完成,并且在讨论中发现自己与其他研究者之间的明显差距,往往有些研究者也就不再坚持第一作者。

某跨国公司处理这类事件的方法是,在数据库锁定,数据分析工作开展之后,成立一个由申办方的科学家、统计学家以及参与方案设计的研究者组成的一个委员会,全权负责文章撰写、署名和发表的事情。任何研究者都有权利向委员会申请成为作者,前提是通过这个委员会的面试/电话沟通。委员会的成员将在面试过程中,确定该研究者对疾病领域、研究药物、试验设计以及最后结果的理解程度,并了解他是否能对后期的数据处理、统计、撰写描述等工作做出一定的贡献,从而确定他有无资格可以署名,并且到国际大会上介绍试验结果。

碰到的一个实例是,某位研究者坚持要署名,但通知他要参加委员会的面试之后,他就再也不提这件事了。一些研究者往往授权下面的医师进行临床试验,自己对方案尚未全部吃透,参加委员会的面试往往会暴露自己对于研究并不了解,尤其是在各位委员以及其他研究者面前。因此,他们如果没有一定的把握,通常会避开面试。既然CRA帮他们安排好了面试,他们自己不参加,那么也无法再继续责怪CRA不帮他们争取第一作者的资格了。

对于确实没有实力做出学术贡献、自己又不知难而退的研究者,只能拒绝他们,但需要注意方式和方法。通常来说,当我们想拒绝某位研究者的署名要求,往往会通过其他作者或者期刊要求的方式。

方式一:"您愿意成为论文的作者,我们深感荣幸。我们需要和其他作者讨论一下您的要求。"如果这位研究者并没有做出任何贡献,其他作者很难接受他成为作者。由于其他作者是全球各地更加资深/有声望的研究者,他们的拒绝,该研究者无法责怪任何人。

方式二:"我们很抱歉,期刊坚持所有署名作者必须达到一系列严格的要求。如果请您签署一份虚假的声明,我们会很尴尬。相反,我们希望能得到您的允许,在致谢部分感谢您给予的帮助。"对于研究者来说,希望尽可能和国际性期刊保持良好的合作关系,因此来自期刊方面的拒绝,研究者无法再继续争论下去。

同时,考虑到该研究者确实在入组方面给予项目巨大的帮助,在论文结尾部分附上简单的致谢,这也是一种表达感谢的方式;同时也是给该研究者一个下台阶,让他面子上能过得去的方式。

以上探讨了关于临床试验论文署名的一些问题和解决方法,但实际情况往往比上面列举的情况更加复杂。建议是,在任何情况下坚持学术贡献作为署名的依据,这是目前国际公认的标准。对于有实力、有资格能做出学术贡献的研究者,不妨为他们努力争取。对于确实无法做出贡献的,首先考虑让他们自己知难而退,如果实在不行,只能拒绝,但需要注意方式和方法,不要直接拒绝以免影响整个项目的进展。

11 温度记录

案例

你是一个多中心临床试验的 CRA,负责某一家研究中心的试验启动前评估。这家中心的研究者对项目的兴趣很大,人员条件不错,对试验方案也认可,是一家适合的研究中心。

在评估药品储存条件时,研究者表示这次是常温储存药物,药品储存间有中央空调控制,完全可以满足药品储存的要求。你问研究者药品管理人员是否可以按照要求记录实验提供的温度记录表,研究者说该中央空调系统是有记忆功能的,可以自动记录温度。你问研究者温度记录是否可以打印出来,研究者表示只有偏离规定温度范围的记录才会被打印。

于是你犹豫了,如果拿不到每天的温度记录,这家医院的药品储存是否满足试验的要求呢?

案例分析

在临床试验的过程中,药品储存的温度记录是需要提供的,因为这是证明药品属于规定的储存条件下的证据。

在 ICH GCP E6 的 4.6.4 中提到,研究产品必须按照申办方的规定进行保存,并且符合相关法规要求。

我国于 2020 年 7 月 1 日起施行的《药物临床试验质量管理规范》(2020 年第 57 号)第四章第二十一条,(二)试验用药品在临床试验机构的接收、贮存、分发、回收、退还及未使用的处置等管理应当遵守相应的规定并保存记录。(三)试验用药品的贮存应当符合相应的贮存条件。

因此,根据 GCP 的要求,药品储存的温度记录是必须的。研究中心如果无法提供合格的温度记录,将很难按照规定开展临床试验。然而,在实际工作中,研究中心能提供的温度记录有各种各样的形式,那么哪些能认定为是合格的记录呢?

最常见的是,每个临床试验项目会提供一份温度记录表,由研究护士或药品管理人员每天读取温度计,然后完成温度记录表的填写。这样的温度记录表是按照试验要求,往往要求记录每天的最高/最低温度,以确保药品始终是在规定的温度范围内。对于每天的读数时间、清零等,均有具体的要求。

通常来说,按试验要求制作的温度记录是无可挑剔的,覆盖所有需要的要素,一般不会有问题。然而,并非每家研究中心都提供这样的记录。

在某些情况下,研究中心本来就会填写一份自己的中心温度记录,并且同时参与好几个不同的临床试验,那就不需要为每个试验项目都再填写一份温度记录,只需要复印研究中心的温度记录表,经过授权的人员签字认可,然后放入各个临床试验的文件夹中即可。这一方面是减少不必要的工作量,另一方面避免误差,以免不同的人读数造成同一家中心同一个时间出现不同的温度记录。

如果研究中心有其他类型的温度记录,可以证明药品的存放符合规定的温度要求,那这些记录也是可以接受的。例如,中心控制的空调系统,如果有打印出来的温度记录,只要研究人员认可,就可以作为试验的温度记录。温度记录需要每天及时打印,同时研究人员也要及时浏览和签名签日期,以防发生超出温度范围而研究人员不知晓的情况。

如果空调系统没有温度记录,只有超出设定的温度范围之外才有记录,这种情况也是可以被接受的,因为缺失的正常的温度记录可以作为证据证明是药品储存在规定的温度范围之内,但需要满足以下的条件:

(1)储存药品的房间需要安装报警器,当温度超出设定的范围之外,报警器会报警。

（2）需要有相应的文件证明这个报警器是处于正常的工作情况下，并且定期进行检查和校准。

（3）有证据证明，研究中心具备清晰并且迅速反应的流程。无论什么时间，一旦报警器报警，研究中心的相关人员会迅速采取行动，处理药品温度超出正常范围的事件。这包括非工作时间，如周末、夜间或节假日。

（4）研究中心会保存一份日志，记录所有报警的情况，以及报警之后采取的相应行动。

（5）空调系统自动记录的温度数据应拷贝到光盘上，作为原始数据进行保存。

某跨国公司的QA部门曾遇到过类似的案例。如果能满足上述的条件，即使无法提供我们平时熟悉的样式的温度记录，QA部门最终还是判定该研究中心在药品储存方面是符合要求的。

需要注意的是，当GCP无法覆盖具体操作时，往往以各中心研究专业SOP和各家公司的SOP为准，也就是说，相同的情况，在某家公司的SOP中认为是可以接受的操作，但在另一家公司的SOP中会被认为是违规操作。这里讨论的是按照公认原则能接受的常规情况，具体问题还需要按照公司内部的SOP进行确认。

总结

评估温度记录是否符合要求，离不开设计这个文件的出发点。温度记录的存在，是为了保证药品的存放是在规定的温度范围内，同时一旦温度超标，研究人员可以及时发现并采取行动，从而保障受试者的用药安全。只要把握这个关键，便不难根据各家研究中心的实际情况作出评估和判断。具体到每家医院的实际情况，还需要根据公司的SOP进行确认。

12 打印的门诊病历

案例

你是一个临床试验项目的CRA，最近被一个问题困扰着。你负责的这个项目的受试者是门诊患者，研究者按照要求，需要完成门诊病历作为原始资料。这家医院的门诊病历是手写的，有专门的门诊病历卡。然而，研究者提出患者比较多，每个患者都手写病历，时间不够用，所以他要求采用Word打印所有受试者的门诊病历。

对于研究者的这个要求,你的考虑有以下几点:

第一,其他患者的门诊病历都是手写,只有参加临床试验的受试者的病历是电脑打印,这是否符合原始资料的要求?

第二,电脑打印的病历不会留下稽查痕迹(audit trail),这会不会被稽查员认为是一个问题(finding)?

第三,这些受试者前面的门诊记录都是手写的,后面的换成电脑打印,这前后不一致,是否能被接受?

研究者态度很强硬,他说如果不同意用 Word 打印病历,那他就停止入组,因为实在忙不过来,患者太多。对于这个项目来说,入组非常关键,停止入组是你不能接受的损失。

现在你应该怎么办?是否能同意研究者的要求呢?

案例分析

对于这个问题,可以从单纯的技术层面分析以及在现实中的实际操作这两个方面来看。

从技术层面来分析,首先要明确电子病历的概念。对于电子资料、电子签名以及各种电子记录,目前基本遵循的是美国 FDA 的 21 CFR PART 11。该文件分成三个部分,第一部分主要介绍该法规覆盖的范围、执行,以及电子记录的定义;第二部分介绍如何控制过程,以及电子文档的签名;第三部分提供一些关于各个组成部分的信息。

如何管理临床试验中的电子文件,在 ICH GCP E6 的 5.5.3 中,有具体的介绍。

某些医院的病案系统是真正采用电子病案系统,不管是住院病史还是门诊病史。在这种系统中,不可以随便进行修改,只要修改就会留下痕迹。所有的电子记录是直接作为信息的载体而保存。然而,目前在中国,能达到这样标准的医院信息系统是很少的,绝大多数医院即使采用了电子病历,也还是和纸质病历相结合。常见的有,依然手写病历,然后扫描/拍照成电子文档进行保存;或者电子计算机书写病历,以最后打印出来的纸质版本为准进行保存,或者进行扫描/拍照再保存。

在这个案例中,用 Word 打印门诊病历并非真正意义上的电子病历,电子计算机只是起到打字机的作用,和 FDA "21 CFR" 中定义的电子病历不是一回事。

美国 FDA 关于电子记录及电子签名的指导文件中指出,当人们使用电子计算机打印出电子记录,这些打印出来的纸质文件符合相关的要求,并且人们依据纸质文件来进行活动,那么 FDA 通常不会认为这是在使用电子记录。

如果电子计算机只是用于生成纸质记录,那么 FDA "21 CFR Part 11" 是不适用的。

因此,在本案例中,不需要考虑稽查痕迹的问题。研究者用以作为判断的依据以及最后保存的资料,是打印出来的纸质病历,并非电子记录。

至于提到的电子打印比较容易被替换,这并不用担心,手写的病历一样可以被替换,只是稍微麻烦一点而已。就这一点来说,电子计算机打印出来的病历和医师手写的病历,并没有本质的区别,两者都是纸质记录。电子计算机在这个过程中,仅仅是作为一个书写工具在使用。

要使用 Word 打印的门诊病史作为原始资料,最好在原始文件定义中把这一点加上去。比较完善的临床试验项目在启动前,会对整个项目中使用的原始资料进行定义,例如用住院病历作为手术期间的原始资料,门诊病历作为随访的原始资料,研究者填写的肿瘤报告作为肿瘤评估的原始资料(如果定义 CT/MRI 的片子作为原始资料,大多数 CRA 没法做 SDV),心脏超声诊断报告作为心脏超声诊断数据的原始资料(同理,很少 CRA 能直接读心脏超声诊断影像资料,只能读心脏超声诊断报告)……该原始资料定义表在项目启动前由 CRA 与 PI 核对完成并由 PI 签字确认。在不同的公司,这张表格的名称有所不同,但大多数完善的临床试验都有这样一张表。

由前面的分析可知,Word 打印的病历和医师手写的病历并没有本质区别,电子计算机在这个过程中仅仅是起到打字机/书写工具的作用,因此,仅从技术层面分析,Word 打印的病历是可以接受的。如果需要使用打印病历作为原始资料,需要满足以下两个条件:

(1)该研究者在接待患者随访时,一边问诊,一边直接在电子计算机上写病历,而不可以先写在病历本上,以后再输入电子计算机,这样做电子计算机打印出来的记录就不再是原始记录,病历本上研究者随手记下的才是原始记录。此外,这样做会导致对于同一个数据,出现两处记录,会给数据溯源带来问题。

(2)更新原始资料定义表,把电子计算机打印的门诊病历加入表格,并请 PI 签字。自文件更新并且 PI 签字日期之后,打印的门诊病历即可作为原始资料。

从实际操作层面来看,还需要考虑更多的因素。

首先,使用电子计算机打印病历,并非想象中的可以大大减轻研究者的工作量。在实际执行过程中,有不少医院曾经采用过电子计算机打印病史的方法,这当中存在的问题很多。研究者之所以坚持要 Word 打印,是因为方便复制和粘贴相同/类似的信息,但产生的弊端是,由于复制粘贴,导致不同的受试者的病史记录和受试者的实际情况对不上。

遇到这样的情况，处理的结果是，研究者不得不重新书写所有的病史记录，这造成的工作量反而更大。更重要的是，这些病史不是当时第一时间记录的，而是返工的时候通过回忆记录上去的，记录的真实性和有效性是会被质疑的。

因此，除非研究者在打印病史记录时，真正检查每个受试者的所有情况，确保书写的信息都是患者的具体情况，否则不建议采用打印的方式，因为复制粘贴的结果，会导致信息的缺失或者错误。

其次，是否需要因为研究者的压力而答应他的要求，值得商榷。通常来说，在一个临床试验中，CRA 和研究者相互配合，各司其职，确保项目在规定的时间内高质量地完成。项目在设计和执行方面是否方便研究者的操作，会很大程度上影响研究者的依从性，这是需要考虑的因素。然而，一旦一个项目的执行方式确定下来，并不建议因为研究者的要求而进行更改，这会带来很多不确定的因素，从而影响项目的进度或者质量。

有些 CRA 为了提高研究者的配合度，往往会从研究者的立场出发，处处首先考虑研究者是否方便、能否减轻研究者的工作量，这不是值得提倡的做法。对于 CRA 来说，整个项目的顺利推进和高质量地完成，是应该始终放在第一位的，这就需要在某些时候，CRA 坚持原则，不轻易动摇立场。或许研究者当时不理解，但如果你总是有理有据地坚持原则，考虑大局而不是一味迎合研究者个人的喜好，时间长了研究者也会尊重你的敬业精神。从整个项目的全局来看，CRA 坚持立场、不妥协，保证项目高质量地完成，才是对研究者的真正保护。

回到案例，CRA 可以先和研究者协商，看看他是否能确保打印病历的内容真正反映每个受试者的情况而不是简单的复制粘贴，并且告知，如果他不能做到，将回归到手写病历。在开始的几周内，CRA 最好提高监查频率，仔细检查并核对每份病历。一旦发现质量有问题，一定要立即和研究者反映，反馈发现的问题，必要时停用 Word 打印病历。

和研究者的沟通，一方面要坚持原则，另一方面也要注意方式和方法，不要让研究者觉得被冒犯了。如果有必要，可以从 PI 入手，告知存在的风险和隐患。如果能得到 PI 的支持，CRA 面对的来自研究者方面的压力也会相应小一些。

总结

单纯从技术层面来看，Word 打印病历和电子病案的要求并不冲突。在这个过程中，电子计算机只是作为打字机/书写工具，和手写的纸质病历没有本质区别，不需要考虑 FDA "21 CFR Part 11" 的要求。然而，在实际使用中，病史的复制粘贴会引起很多问题，往往不但没有起到减轻研究者的工作量的作用,还造成额外的工作量,甚至导致数据不可用,因此不推荐使用。如果一定要用,需要非常谨慎。

此外,和研究者的沟通,一方面需要坚持原则,另一方面也要注意方式和方法,这也是对 CRA 沟通能力的考验。

未记录知情同意过程

案例

某项药物临床试验,"入组的 60 例受试者均未记录知情同意过程",Sub-I 认为受试者已经签署知情同意书,就表明自愿加入研究而且知情同意书受试者声明部分已有相关内容无需再记录。对于这个问题,Sub-I 理解正确吗?

案例分析

对于这个问题,我们从以下几个方面来分析:

(1)为什么要记录知情同意过程?需要记录哪些内容?

(2)知情同意过程记录在哪里?

我们应该明确,Sub-I 的理解不正确。我们需要记录知情同意过程:

第一,知情同意书的签署过程要体现研究者充分知情以及受试者仔细考虑后自愿加入研究。仅签署知情同意书不能体现这两方面。首先,研究者是按照 ICF 充分知情,详细说明参加试验的风险和受益,而非仅体现受益、不体现风险,误导受试者参加研究。其次,受试者参加试验是自愿还是受到胁迫或鼓动,也无法体现。综合以上两点,需要记录知情同意过程。

第二,受试者在知情过程中会提出与研究相关的问题,需要在知情同意过程中详细记录,并记录研究者的解答。

第三,如果受试者是无行为能力人,需要对其监护人充分知情。在知情同意过程记录中体现监护人与受试者关系。如果受试者无阅读能力,需要公平见证人参与知情并签署 ICF,在知情同意过程记录中需记录公平见证人的身份信息。

综上所述,知情同意过程应体现签署时间、受试者是否自愿签署知情同意书、研究者是否充分对受试者进行知情、研究者是否给予受试者或者其监护人充分的时间和机会了解临床试验的详细情况并详尽回答受试者或者其监护人提出的与临床试验相关的问题等。

另外,知情同意过程记录在哪里呢?应该记录在原始记录中。根据 2020

版 GCP 原始记录的相关要求,对于门诊受试者,如果研究中心有门诊电子病历系统,优先使用电子病历系统作为原始记录;对于住院受试者,原始记录应该为住院病历,应当记录在住院电子病历系统中。原则上不推荐使用纸质版制式研究病历,这类研究病历通常未设计记录知情同意过程,Sub-I 也应该在空白处记录知情同意过程。

法规依据:GCP(2020 版)第二十三条。

(三)研究人员不得采用强迫、利诱等不正当的方式影响受试者参加或者继续临床试验。

(四)研究者或者指定研究人员应当充分告知受试者有关临床试验的所有相关事宜,包括书面信息和伦理委员会的同意意见。

(六)签署知情同意书之前,研究者或者指定研究人员应当给予受试者或者其监护人充分的时间和机会了解临床试验的详细情况,并详尽回答受试者或者其监护人提出的与临床试验相关的问题。

14 违反入排条件的患者

案例

你是某个临床试验项目的 CRA。在一次研究中心访视的过程中,发现有一个受试者违背了一条排除条件,有一项血液检查指标比方案规定的上限高了一点点。你拿着患者的化验单和试验方案去问研究者,研究者解释说这个指标在不同的时间查,有一点偏差是正常,对于这个项目的试验用药来说,这一点的波动不会影响结果。考虑到该患者其他指标都符合要求,他决定还是把这个患者入组。

你要求研究者把他的理由写在患者的病历卡上,但还是不放心,于是拿着资料又去见了 PI。PI 听完解释之后,也同意研究者的判断,认为指标差一点点对试验结果的影响几乎可以忽略,于是签字确认。有了研究者写的说明和理由,以及 PI 的签字确认,你就放心了。

你把这个事件写进了监查报告并递交给了 PM。PM 在审阅报告时,发现了这个问题,立即给你打电话,告诉你这件事情的处理远远没有结束。那么作为 CRA,发现了不符合入排标准的受试者,还需要做哪些工作呢?

案例分析

不符合入排条件是典型的方案违背。对于方案违背的处理办法,最常见的是签署豁免(waiver)。然而,随着法规和要求越来越完善,使用方案违背豁免的弊端也越来越多地被认识到,开始对此进行限制。

简单来说,对于方案违背,需要得到伦理委员会的审批同意才可以进行,除非是为了立即消除对患者的伤害。这一规定,来自 ICH E6 的 3.3.7、4.5.2 和 FDA 的法规要求 312.23、312.30 和 312.66。

首先,入选了违反入排标准的患者,会造成怎样的影响?

常常会遇到的一种情况是,研究者和申办方都批准该方案违背,那么这种情况是否就可以接受?FDA 在回复临床试验 GCP 问题时提到,在伦理委员会同意在此事件中入排条件的豁免之前,申办方不应该批准方案违背,否则申办方是在让整个项目沿着非伦理委员会批准方案的方向前进。

21CFR Part 312.53 要求申办方确保研究者及时上报研究中各种影响受试者的改变及非预期的问题至伦理委员会,在获得批准之前,不应该采取任何行动,除非该行动是减少受试者所受到的伤害所必需的。

因此,研究方案被伦理委员会批准之后,研究者应该照此执行。如果入组了违背入排标准的患者,需要立即报告伦理委员会,并再次得到批准。

如果申办方批准了违反方案入排条件的豁免,建议要得到伦理委员会的同意。然而,有的时候,申办方会认为这些豁免是非常小的方案违背(minor protocol violation),因此不需要提供给伦理委员会批准。

对此,FDA 的回答是,如果方案有变化,需要迅速报告至伦理委员会,并且在伦理委员会批准之前,不能进行这些改变,除非是为了减小或者消除对受试者的伤害。如果这些变化确实很微小,那么伦理委员会可以按照既定的浏览和审批流程来审阅。

也就是说,研究者需要执行被批准的方案。如果有任何与方案规定不一样的操作,需要立即告知申办方,同时及时通知伦理委员会。

即使如此,如果一个临床试验中上报了大量的方案违背,那么稽查员或者检查员(inspector)依然可以认为这个项目的质量有问题,或者在最初的试验设计上就存在缺陷。不管是哪一种情况,都毫无疑问会影响最终监管部门对该试验数据和结果的认可程度。

接下来,看看对于案例中的情况,应该如何处理。

由上面的法规要求及分析可知,入组一个违反入排条件的患者,仅仅研究者批准是不够的,还需要得到申办方和伦理委员会的同意和批准。

通常来说,如果当地伦理委员会要求定期接受方案违背的报告,那么可以先报告申办方,由申办方决定该患者是否需要被剔除,还是可以留在项目中,然后汇总方案违背后上报伦理委员会。如果伦理委员会的要求是,发生方案违背立即上报,那么一旦 CRA 发现问题,需要同时上报申办方和伦理委员会，等待审核和反馈。具体操作，可按照不同的申办方或者 CRO 的 SOP 来进行。

在这个案例中，如果方案允许，有一个相对简单的办法是重新筛选。对于某些波动较大的指标，有的方案是允许在一定时间范围内进行重新筛选。如果重新筛选合格，患者即可入组，这样也避免了方案违背。

15 通过邮件递交的电子版资料

案例

你是一个临床试验的 CRA，项目刚开始，正在准备一家医院的伦理资料递交工作。你给研究者打电话，询问医院伦理委员会需要准备哪些材料？有什么注意事项？

研究者告诉你，现在医院实行电子文件管理系统，所有的递交资料请准备电子版本，按照次序编好号码，通过电子邮件发送过来即可，不用准备纸质文件。

听到这个消息，你喜忧参半。喜的是，可以节约大量纸张，省去了繁重的打印和装订工作；忧的是，电子文件递交是否有效？这些文件都是机密资料，通过电子邮箱发送是否安全？

案例分析

对于这个案例，首先考虑的问题是，医院要求递交电子文档，是因为目前已经使用了电子档案系统，还是为了浏览和储存的方便？这两种情况对于文件和系统的要求是不一样的。

如果是第一种情况，医院已经建立了合格的电子档案系统，无论是浏览还是审批，或者研究者阅读，以及所有文件的存档，均在电子系统中，这种情况被认为是属于"21 CFR Part 11"定义范畴内的电子资料，医院的整个电子系统必须符合该规定要求。

如果属于"21 CFR Part 11"，那么根据要求，电子系统需要有稽查痕迹，也就是说，什么时候收到了什么文件，该文件什么时候被谁打开过阅读，这个文件有多少个版本，每个版本是什么时候生成，一共修改和保存过多少次，都应该有明确的痕迹存在。

一方面，医院用来储存各种记录的电子系统，需要符合"21 CFR Part 11"的要求；另一方面，随着电子科技不断进步，还需要考虑保存的这些信息尽量与科技的发展兼容,否则一旦将来先进的科技无法读取这些保存资料,则大量贮存记录将丧失。

如果医院要求递交电子资料只是为了浏览和传送的方便,实际进行审查和存档用的,还是纸质版本,那么这并非 21 CFR Part 11 意义上的电子递交。

这种情况下,不建议机密文件的电子版通过邮件的方式进行发送,除非是伦理委员会或者研究者的要求。对此,主要考虑以下两方面的原因:

(1)版本控制的问题

对于电子版本的顾虑之一是容易被修改,出现版本不一致的试验材料。避免这种情况的最简单的方法是,发送前把文件转换为 PDF 格式以防发生修改。

然而即使文件被转换为 PDF 格式之后,还是有各种软件可以在把它转换回 Word 格式,因此依然不够安全。

(2)加密传输文件的问题

目前的推荐做法是,转换成保护格式(如 PDF)之后,再在合格的封闭系统中进行传输,而不是公共的开放系统。这一点在实际工作中很难做到。公司的网络系统或许可以加密,可以闭环,但大多数研究中心用的是公共网络和邮箱,很难满足上述要求。

除了上述两种情况以外,我们还可能遇到的一种是混合系统,也就是一些信息依然是用纸质版本,但是另一部分信息是电子版本。这种情况下,需要与研究中心确认他们在系统中控制和保存这些文件的不同方式,这对于正确管理文件来说,是非常重要的。回到本案例中,首先要弄清楚研究中心要求递交电子版本,是因为真正使用了电子系统,还是为了方便文件传输和管理。就目前中国的现状而言,大多数医院的信息系统(HIS)还无法做到真正意义上的电子系统,即使是接受电子文件,也往往只是为了保存和传输方便。考虑到目前研究中心的现状,以下是一些推荐的做法:

(1)电子版本不应常规提供,只有当研究者或者伦理委员会要求的时候才提供。

(2)如果文件电子版本发送给到研究中心,最好写清楚电子版本仅供参考,以纸质版本为准。

(3)发送的电子文件需要转换成不能修改的 PDF 格式,或者刻制只读格式的光盘进行递交。

对于临床试验中的电子系统,目前主要参考的文件是 FDA 的 21 CFR Part 11。这是一个指导性的文件,不涉及具体操作细节,不少大型跨国公司对电子文件的规定和要求有细化的 SOP。当不确定电子文件该如何处理时,可参照上面所述的大方向,公司如果有这方面的 SOP,应以 SOP 的规定要求为准。

16 研究中心必备文件保存

案例

一项临床试验于2011年在某研究中心开展，2013年试验完成、关闭中心。按照研究中心的规定，试验资料可在研究中心存放至试验结束后五年。五年之后转移至第三方档案管理公司保存。2019年，研究中心通知申办者研究资料需要将资料转移至第三方档案管理公司。申办者考虑后期可能会接受国家局的现场核查的情况，要求将资料存放在申办者公司。对于这种情况研究中心能否答应申办者的请求？

案例分析

针对以上问题，考虑如下：
（1）是否有相关文件对研究中心存放试验资料作出相关要求？
（2）试验结束后五年试验资料是否还能继续存放在研究中心？
（3）如果研究中心没有能力存放，可以怎么办？

以上案例发生在2019年，所以根据2003版GCP第五十二条：临床试验中的资料均须按规定保存（附录2）及管理。研究者应保存临床试验资料至临床试验终止后五年。申办者应保存临床试验资料至试验用药品被批准上市后五年。因此，研究中心要求试验资料保存五年的做法是没有问题的。如果以上情况发生在2020版GCP正式实施之后，即2020年7月1日之后，则需要按照2020版GCP的要求保存，即用于申请药物注册的临床试验，必备文件应当至少保存至试验用药品被批准上市后五年；未用于申请药物注册的临床试验，必备文件应当至少保存至临床试验终止后五年。

以上要求并不是说试验资料只能在研究中心存放五年，具体保存时间和权利义务应该在合同中提前约定。根据ICH GCP 4.9.5、5.5.11和5.5.12以及2020版GCP第二十五条的相关要求，如果申办者要求，试验资料应当被保留更长时间，但当试验资料不再需要保存时，申办者也应书面告知研究中心。申办者在临床试验启动前应与研究中心具体讨论试验资料存放要求，以书面告知研究中心关于试验资料保存的要求，并与研究者和临床试验机构就试验资料保存时间、费用和到期后的处理在合同中予以明确。

由于目前大多数研究中心场地有限，临床试验资料的保存要求比较高（要求具备防止光线直接照射、防水、防火等条件，有利于文件的长期保存），随着研究中心开展的临床试验数量逐年增多,研究中心没有太多场地供试验资料永久保存。临床试验资料记载着受试者的隐私信息,与 2003 版 GCP 相比,2020 版 GCP 采用更多的篇幅强调受试者隐私保护,要求研究者在报告受试者出现的不良事件和其他与试验有关的数据时,使用受试者鉴认代码代替受试者姓名以保护其隐私。因此,即使在临床试验结束后,为保护受试者的隐私以及考虑到临床试验申办者的利益冲突,研究中心的试验资料不能存放在申办者处。建议研究中心在取得申办者同意的情况下,可将试验资料转移至具有档案存放资质的第三方公司保存,并且该第三方公司与申办者无利益冲突。研究中心是转移和存放的主体,拥有试验资料的直接查阅权。

17 新任项目经理的烦恼

案例

你最近因为工作表现突出,被提拔成为 PM。担任 PM 后,你工作勤勤恳恳,然而项目中的一个 CRA 总是不能按照公司规定的时限递交监查报告,让你烦恼不已。

你给这个 CRA 打了电话,也写了邮件,告诉他公司的这个规定时限,请他下次务必按时交报告。他的态度很好,连连答应,并且为自己迟交报告而道歉。然而,到了下一次的时间,依然还是迟交。为了保证监查报告的时限,你不得不每次在快到两周的期限之前打电话提醒他不要误了最后的期限,然而效果并不明显;而每次提前打电话提醒无疑也增加了你自己的工作量。

对此,你十分苦恼,向领导请教解决方法。你的上级告诉你,如果这个CRA 实在无法做到的话,建议你去和他的经理商量换人。

对于这个回答,你很为难,一方面自己才刚刚担任 PM 不久,就去讨论换人,是不是不太合适?另一方面,每次和这个 CRA 沟通时,他的态度还是不错的,有没有必要再给他一次机会?但是如果真的给了他机会,他的表现还是没有改善,那该怎么办呢?

案例分析

这是一个项目人员管理方面的问题,相信不少 PM 会遇到类似的情况。解决这些问题的思路是类似的,大致遵循根源分析的一个流程:

(1)先收集足够多的信息进行分析。

(2)挖掘信息,找出问题的真正根源所在。

（3）根据找到的原因，提出可能的解决方法。

（4）执行解决方案，根据执行过程中的反馈，不断调整解决方案，直至得到预期的结果。

对于本案例，我们可以先收集一下这个 CRA 的情况：他的检查报告虽然迟交，但报告的质量如何？他是不是只有监查报告迟交，而其他的工作表现尚可？他负责的研究中心进度和质量是否让人满意？他在其他项目上的监查报告是否迟交？他和同事以及其他项目中的 PM 相处如何？同事以及他的直线经理对他反馈如何？

收集了上述信息，对于这个 CRA 的情况，心里大致有一个印象，然后分析这个 CRA 总是迟交报告的原因有哪些。一般来说，不能按时交报告，原因不外乎以下这些：①对于公司要求的时限不清楚。②不知道监查报告应该怎么写。③工作量太大，确实无法在规定的时间内完成报告。④对于监查报告不重视，觉得迟交没有什么影响。⑤对这个项目或者对 PM 有意见，依从性不好。

针对上述的不同原因，可以采取相应的解决方法。比如，对公司要求不清楚，可以再三强调递交时限，或者重新阅读一下公司的相关规定。如果不知道监查报告应该怎么写，可以给他做一个书写监查报告的培训，让他了解检查报告的书写要求。如果是工作量太大的问题，需要与他的直线经理进行协商，看是否能加以调整，CRA 长期处于工作量超标的状态下，对于个人或者公司都是不利的。如果是工作态度有问题，这个比较难以解决，可以做的是加强教育，如果还是不行的话，只能像上级领导说的那样，请他退出，以免影响整个项目进度和质量。如果是对项目或 PM 有意见，那么可以安排一次面对面的谈话，大家把问题摆到桌面上来谈，能解决的当场解决，实在无法解决的，考虑让这个 CRA 更换项目。

在整个事件的处理过程中，需要特别注意的是，双方必须秉承就事论事的态度，不要涉及人身攻击；整个谈话公开透明，摆事实，讲道理，尽量把问题放在桌面上解决，共同制订双方都能接受的行动计划。

此外，还需要注意处理好和临床试验经理（CRM）之间的关系。目前不少公司的构架中，CRA 的管理是两条线：项目上向 PM 汇报，行政上向临床试验经理汇报。项目和人员分开有利于各自的集中管理，缺点是临床试验经理专注于人员方面的管理，有时未必清楚项目中的具体情况。PM 对于 CRA 没有直接的人事权，在某些处理上会受到一定的牵制。临床试验经理是临床试验项目重要的利益相关者（stakeholder），对于 CRA 的问题，需要和他保持密切的联系，及时反馈 CRA 在项目中的情况，共同的制订适合 CRA 个人发展以及项目推进的计划。

根据收集到的信息以及挖掘出的原因,找到解决问题的办法之后,最好可以按照时间做出行动计划,比如说在两周内要达到怎样的目标,一个月之后应该达到怎样的结果。尽量把行动计划做得具体且有时间限制,这样方能检查行动计划的效果。

对于行动计划的执行,需要有监督并及时反馈的机制,随时根据执行过程中出现的新问题和新情况来进行计划的调整,保持信息的及时沟通和交流。

对于双方共同协商制订的行动计划,如果 CRA 最后还是无法完成预期的目标,那就需要考虑是否要给更多的时间,准备一个更简单一些的计划;还是与 CRA 协商,调换项目到更加简单容易一些的项目中去。无论怎样的决定,需要关注的两个焦点是:①项目的进度和质量尽量不要受到影响。② CRA 的个人意愿和他的发展需要考虑在内。

如果沟通的最后结果是更换项目,尽量与 CRA 解释这并非是对他个人能力的否定,而是他目前的情况与这个项目的要求不匹配。在一个适合他的项目中,他的能力可以得到更大的发挥,进步也会更加显著。

总结

对于 CRA 依从性较差的问题,PM 往往会用直接施加压力或者向临床试验经理告状这样简单粗暴的方法来解决,但这并不是最理想的方法。

解决上述问题的目标是希望项目可以顺利进展,同时 CRA 在项目中个人得到发展。考虑到这两个目标,上述简单粗暴的方法并不能达到其中的任何一个,因此需要寻找更深入解决问题的方法。

收集信息、发掘原因、针对原因制订解决方案、执行并反馈,这样的思路适用于解决大多数的问题。之所以不通过施加压力的方法直接解决问题,而是弄得相对复杂,是因为需要:①彻底解决问题,不留下隐患。②兼顾各方的利益相关者(PM、CRM、CRA 等)而不是仅考虑其中某一方的立场。这样思考问题和解决问题相对更成熟和完善一些。

18 EDC 系统的群账号

案例

你是一家研究中心的 CRA,给研究者做 EDC 系统的培训。培训过程中,你再三告诫每一位研究者都必须用自己的账号和密码登录系统,大家彼此之间不可以分享密码。有一个研究者提出,每个人都要记住自己的账号和密码太麻烦,希望给本中心申请一个公用账号,整个研究中心授权 EDC 的研究者都可以用这个账号登录 EDC 系统,这样就不用每个人各自记自己的账号和密码了。

该研究者提出,这在他们医院是可以接受的。检验科的密码就是每个科室有一个,科室成员都可以用这个账号进行登录,查看检验报告。

你听了这个请求感觉很为难。直觉上这样做应该是不可以的,但你又不知道应该用怎样的理由说服和拒绝研究者。现在应该怎么办呢?到底群账号在临床试验中是不是允许呢?

案例分析

对于临床试验中使用的计算机系统,FDA 要求对于电子系统,每个用户必须拥有自己独立的账户和密码。电子系统需要辨认每个数据的输入、修改、删除,在系统中的任何操作都必须追溯到个人,留下符合要求的稽查轨迹。每个用户需要对自己的账户和密码保密,否则一旦泄露,将无法确定到底是谁在系统中进行了操作。

FDA 在 "临床试验中计算机系统的使用" 中进一步提道:"稽查轨迹或者其他保障安全的方法,在采集电子数据的过程中,需要描述什么时候、谁、出于什么原因,改变了原来的电子记录。"

因此,根据上述原则来说,群账号是不允许的。因为一旦使用群账号,系统将无法识别谁做了哪项操作,无法留下有效的稽查轨迹。按照目前对电子系统的要求,只要有生成、修改和删除记录的功能,那么必须每个人拥有自己独立的账号和密码,不能有超过一个人使用相同的账号和密码登录系统。

在一些非常特殊的情况下,并且具有非常极端的控制条件,根据整个系统的功能设置,有可能允许群账号的使用。一般来说,只有一种情况,就是只有数据浏览功能而无修改和生产数据的功能。

即使如此,群账号的使用依然是不被推荐的。如果确实必须在电子系统中使用群账号,建议在批准使用之前,和公司的质量控制(QA)部门联系,确保他们知晓情况并听从他们的建议。

19 实验室报告的签字日期

案例

你(CRA)负责一家研究中心的监查工作。项目刚启动不久,在一次研究中心的访视中,你发现了一个问题,有几张实验室报告的签字时间在研究者做出医学判断的时间之后。你拿着病史记录和化验报告单去找研究者，向他询问为什么12月10日就给患者做出了医学判断和处理，依据是这张化验单，而化验单的签字日期却是12月11日。

研究者回答说，12月10号晚上这张化验单他就已经在电子计算机上的检验系统中看到了并且做出了处理；但化验单是12月11日早上批量打印出来的。根据CRA的再三叮嘱不能签以前的日期，他就照实签了12月11日的时间。按照医院的化验单报告打印时间，这样的情况也许以后还会经常发生。

你觉得研究者的这个解释合情合理，也非常感激他听从叮嘱没有签以前的日期。但是这个迟到的签字日期还是会引起其他不知情人员的怀疑。让研究者签回12月10日显然是不合适的，那么是否需要让研究者在旁边写一个解释呢？但假如这样的情况总是发生，总不能每次都要研究者写解释，这样会增加他的工作量。

那么该如何处理实验室报告的签名，才能让一切符合流程要求，又不增加额外的工作量呢？

案例分析

首先需要明确两点：

（1）在任何时候都不应该往回签日期，这是一个原则性的问题。就像这个案例中，研究者如果签的是实际日期，只要解释合理，并没有太大问题。然而，假如他往回签12月10日的日期，而一不小心化验单上有那么一小行字显示打印日期为12月11日，那么在稽查员/核查员的眼中，这就是造假和篡改数据的行为，很有可能整个研究中心的数据都会被怀疑，甚至弃用，那是非常得不偿失的事情。

（2）实验室报告需要研究者每份都签名、签日期，这是一个被研究者和CRA广为抱怨的规定，因为签报告单以及化验单很费时间，尤其是检查项目特别多的试验。然而，抱怨多了，却忘记了让研究者签报告单的初衷。之所以需要研究者在报告单上签名、签日期，是为了证明研究者已经及时读了报告（签日期）；读报告的人是有资质的医学人员（签名）。

也就是说，只要有证据可以证明这个研究者已经阅读了实验室报告，他完全可以不用在化验单上再签名、签日期。

因此，这个案例最简单的处理办法是，研究者直接在病史上写他已经阅读了某月某日的化验单，然后根据化验单做出了什么样的决定。化验单打印出来之后，不需要再签字，因为病史记录是最好的已经阅读了化验单的证据。

如果研究中心常规做法是化验报告先在电子计算机系统中浏览，之后才打印出来，考虑到有些异常的化验单研究者会做医学判断和处理，病史上会记录。另一些化验报告是正常的，也许研究者不会在病史中提到，那么这些病史中没有提及的报告还要挑拣出来签名、签日期，相当麻烦，不如打印出来之后全部统一签名、签日期。这样处理的话，就还需要解释为什么有的报告签字日期在医学处理之后。对此，一个简易的解决方法是在试验开始的时候，在研究中心启动报告中写清楚这家研究中心化验报告的阅读和处理流程，请 PI 签字，保存在研究者的文件夹中即可。

如果在试验开始之前没有发现这个问题，试验开始后才发现，那么 CRA 可以把自己的发现写在监查报告中，然后作为后续措施，让研究者写一个化验单的阅读和处理流程，请 PI 签字，日期签当时的实际日期即可。

此外，假如这家研究中心的化验单系统是符合 21 CFR PART 11 的要求，那么研究者打开化验单浏览之后，会在检验系统中留下稽查轨迹，研究者什么都不用做。然而这是建立在检验系统足够先进的基础上。目前来说，中国的大多数医院还是无法达到这样的要求。

20 误纳入妊娠受试者

案例

一项治疗创新药注射剂临床试验，受试者按流程签署知情同意书。当天上午 10:00 采集相关标本，因急于筛选入组，未等待尿妊娠结果返回，研究者于上午 11:00 注射试验用药，并发放基础药物。但在当天 16:00 研究者发现受试者的尿妊娠结果阳性，于是通知受试者停用基础药并嘱咐第二天回院复查，此时受试者共注射试验用药 1mL，基础药物 6 片。隔日受试者自行尿妊娠检查，仍为阳性。

案例分析

本案例为纳入不符合入组条件的受试者，属于违背方案中的研究者违背且涉及受试者妊娠事件。主要因为研究者未确认受试者是否符合入选标准即将其纳入研究，且进行试验药物注射，发放基础药物。对于受试者而言试验药物所导致的妊娠风险不可估量，应考虑受试者和胎儿的安全。

研究者需对受试者进行此事潜在风险的说明与告知，阐述继续妊娠的风险并建议受试者前往妇产科咨询，原则上建议受试者终止妊娠。同时，研究者按照妊娠事件上报研究各方。密切保持与受试者的联系并持续跟踪妊娠进展,在获得新的信息时及时报告给各方。

对于申办方/CRO：重新培训研究者，确保研究者遵从方案进行研究。

21 健康受试者情绪安抚

案例

某生物等效性临床试验筛选中，通过询问受试者的方式进行吸烟情况的筛查，一名受试者因平时吸烟数量超过方案要求，筛选失败后不愿离开，在那抱怨："这个试验不科学，通过询问的方式不能准确知道参加筛选人员的吸烟情况。我要不是因为诚实，隐瞒一下吸烟情况就能参加试验了。"研究者应该如何安抚该受试者？

案例分析

该受试者因不了解临床试验的基本知识和筛选失败而产生了不满的情绪，研究者应耐心向其解释，避免引起矛盾，影响正常筛选工作。

首先，用比较通俗的语言向其介绍试验方案中对吸烟是如何规定的。试验方案是医药专家共同讨论确定的，综合考虑了吸烟对药物吸收、分布、代谢、排泄的影响程度和临床实际情况，是科学合理的。试验方案制定后，研究人员必须严格按照方案中的规定执行。采用试剂盒检测肯定要比询问能更客观地反映受试者的吸烟情况，在必要时很多试验方案会采用试剂盒进行筛查。但本试验方案中没有采用此方式，研究者不能随意更改。

其次，对受试者如实回答研究者的问题表示感谢。受试者因为吸烟符合排除标准，不应进入试验。如果该受试者入组后，若研究者不能发现，存在试验结果受到影响的风险；若研究者能发现，则会因重大方案违背而剔除，存在完成试验受试者人数不足的可能性。受试者没有为了参加试验而对自己的情况进行隐瞒，避免了研究者可能出现重大方案违背的情况，减少了试验中可能的风险。

最后，向受试者提供健康建议，告知其吸烟对自己和身边人的害处，建议其减少吸烟量或者戒烟，保持健康的生活方式。如果能够做到，欢迎其再来参加其他试验项目。

22 受试者随访管理

案例

某受试者家在外地,在结束用药离开医院前,研究者对其进行了宣教,告知了注意事项和下次来院随访时间。到了约定的随访日期的前一天,研究者给受试者联系,醒受试者随访。结果受试者第二天没有到,研究者打电话,受试者说今天有事,明天再过去。接下来的两天都是如此,眼看随访就要超时间窗了,研究者很着急。该怎么办?

案例分析

研究者可以和受试者再通过电话仔细沟通,尝试了解受试者不能及时到医院参加随访的原因,根据沟通情况采取相应的措施。

如果受试者确实是因为这几天有事情需要处理,无法走开而不能及时来院,但短时间内可以来院,研究者可安排受试者处理好自己的事情后尽快来院随访。随访时间超过时间窗报方案偏离即可。

受试者如果因为有紧急事情需要处理或受客观原因影响而短时间内不能来院随访,研究者可通过电话、网络等方式仔细了解受试者情况,进行能够随访的项目,并如实详细记录这个过程。对于需要进行体格检查或实验室检查,可与申办者沟通让受试者就近在当地医院进行,研究者需及时在线进行指导。这种情况下,研究者要及时关注相关结果和原始记录是否能够符合要求,嘱受试者保留就诊记录、病历、检验检查单等原始记录资料,通过合适的方式交由研究者保存。

受试者无法在当地医院进行相关检验检查项目,或当地医院无法完成某些特殊项目的,可与申办者沟通,作为数据缺失处理。研究者应如实记录相关情况,报告方案违背。

如在沟通的过程中研究者发现受试者依从性差,因依从性原因无法完成本次访视,研究者和与申办者讨论,根据本次访视是否影响试验结果评价,受试者完成试验程度,受试者获益与风险等方面综合评估受试者是否可以继续参加试验。如果决定让受试者继续参加试验,本次访视中未完成的部分按数据缺失处理,研究者记录,报告方案违背。在后续的试验中加强与受试者的沟通与宣教,尽力提高受试者依从性,尽可能完成试验。

23 试验用药品保存温度异常

案例

某药物临床试验的药物管理员,在某天早晨8:00记录温度时发现,前一天7:44至当天8:00出现了最高温29.4℃,该药物保存温度为1~25℃,药物说明上标注"允许稍有偏差,但不超过30℃"。药物管理员认为按照药物管理要求,药物保存温度不能超过25℃,必须上报超温并进行药物退回,申请新的药物重新发放。但监查员表示,根据方案及试验用药品标签提示储存条件:不超过25℃,切勿冷冻(允许稍有偏差,但不超过30℃),无须进行超温报告及退回处理。对于此药物,该如何进行处理?

案例分析

在这个案例中,需要确定如下几个问题:

(1)尽快明确试验用药品的具体情况,明确温度超过25℃以上,维持了多长时间?

(2)温度超过25℃以上是否为超温?超过25℃最多可以维持多久?

(3)是否药物出现超温情况就要立刻退回申办者进行更换处理?

首先,《药物临床试验管理规范》第二十一条中规定,研究者和临床试验机构对申办者提供的试验用药品有管理责任。因此,药物管理员应确定药物存放地点无误,确保温湿度记录仪正常运转,确定实时温度/最高温度及最低温度记录准确。出现温度异常后,药物管理员应尽快导出前一天的电子版温度记录,从电子记录中确认温度在25~29.4℃维持了多长时间。

其次,《药物临床试验管理规范》第四十四条规定,申办者应当明确规定试验用药品的贮存温度、运输条件(是否需要避光)、贮存时限、药物溶液的配制方法和过程,及药物输注的装置要求等。第四十七条规定,申办者负责药物试验期间试验用药品的安全性评估。

该案例中申办者应出具试验用药品储存条件测试的证明,说明该试验用药品在30℃的稳定情况。这样可以明确25~30℃是否为超温,同时要保证试验用药品的稳定性,25~30℃可以持续的时间最长为多少,以便确认目前的试验用药品是否还可以使用。

该案例在试验方案讨论会时即应该明确药物储存条件,而不应该采取这种似是而非的说法,"允许稍有偏差,但是不超过30℃",给药物管理员在实际工作中造成困扰。这一点,应该引起申办者、主要研究者的关注,今后在制订研究方案时,吸取教训。

最后,我们再看一下,药物出现超温,该如何处理?药物管理员应将超温药物进行物理隔离,但继续在符合规定的温度和湿度条件下保存,并清点超温期间有无药物发放给受试者,如果有,需立即联系受试者暂停服用超温药物。立即向监查员或项目经理发送邮件,报告试验用药品超温情况。申办者出具书面材料,包括试验用药品极端条件下稳定性测试的证明,以及试验用药品是否继续使用的说明文件,加盖申办者公章。根据 GCP 中的规定,"申办者负责药物试验期间试验用药品的安全性评估",药物管理员根据申办者提供的书面材料,决定继续使用试验用药品或者退回试验用药品。同时,研究者应该及时将试验用药品超温的问题上报伦理委员会,并排查温度上升的原因,确保设备正常运转,尽量避免今后再发生温度突然升高的情况。

24　研究者管理

案例

某研究者听说实行 PI 备案了,态度积极地要求备案,但审核发现该研究者并不符合要求,如何处理?

案例分析

(1)首先应根据之前该研究者的科研能力和态度判断是否能成为一名合格的 PI。

(2)如果经判断该研究者还达不到一名合格 PI 的要求,要实事求是地告知哪些方面不符合要求,鼓励其继续积极参与临床试验工作,在工作中积累经验,满足条件后再行申报。

(3)如果经判断该研究者的科研能力强,态度端正,能够担当起一个合格 PI 的职责,可以协助梳理其条件,找到解决问题的方法。如果是已参加项目不足 3 项,可以帮助其联系有无正在筛选中的临床试验;也可以查询本机构正在进行的临床试验是否有相关专业的,研究者能够帮助筛选受试者或参与他环节的工作来参与试验,增加自己的参与试验数量和经验。如果科室的 SOP 等体系建设不到位,就协助培训建立体系。总之,要维护研究者对临床试验的积极性,协助研究者完成备案并顺利开展临床试验。

25　研究者资质

案例

机构办公室质量管理部门通过对某一治疗神经类疾病的药物临床试验项目进行试验早期 QC 时发现，该项目入组的 4 例受试者相关操作，均由 PI 授权的在本专业进修的某外院医师进行，包括知情同意书签署、入选排除标准判定，各种量表的问询和填写、研究病历的填写、检查与检验异常值判定、随访的安排等临床试验操作。

案例分析

参加临床试验的研究者应具备如下几个条件：①和研究机构存在正式的劳务合同关系。②属于本专业在职人员。③研究医师和研究护士应具备执业资格且执业地点为本研究机构，需提供相应证明文件。④经 PI 授权。⑤经过 GCP 和临床试验方案等试验技能培训并提供相应证明文件。⑥提供研究者简历。CRC 作为广义上的研究者无须具备前三个条件，但不能从事临床判断和临床操作（如采血）等方面的工作。

本案例中 PI 认为进修医师具备医师资格证书即视为具备研究医师的能力，经过授权即可从事本专业临床试验工作。但实际上进修医师并不具备前三个条件，如作为研究者参与临床试验，也只能从事与 CRC 类似的辅助性的工作。PI 的研究生的性质也类似进修医师，除非该研究生本身属于本专业在职人员，读取的是在职研究生，其除了研究生身份还具备本专业在职人员身份。对于本研究中心其他科室的人员是否可参加本专业的临床试验，原则上是允许的，比如兼职医师可以进行受试者体格检查和问诊，兼职护士可以采集受试者血液标本，如本专业无判读心电图的能力可请心内科的兼职医师判读心电图等。但不建议兼职的研究者从事诸如签署知情同意书、判断受试者所有检查检验结果、全面审评受试者入选排除标准、研究病历审核等临床试验工作。需要注意的是，进修医师、研究生、兼职研究者在从事临床试验前同样需 PI 授权、经过 GCP 和临床试验方案等试验技能培训并提供相应证明文件，需提供相应资质文件和研究者履历。

26 研究者对入选排除标准理解和处置不一致

案例

机构办公室质量管理部门通过对某一药物临床试验项目进行试验早期 QC 时发现,试验方案中排除标准之一为肝功能异常者。在筛选受试者过程中,研究者对该项排除标准采取了不一样的处置。如研究者 A 认为筛选期受试者血生化检验中谷丙转氨酶(ALT)、谷草转氨酶(AST)不在正常值范围内的即属于肝功能异常不能入组;研究者 B 认为受试者 ALT、AST 虽然不在正常值范围内,但没有症状,因此不属于肝功能异常,可以入组;研究者 C 认为受试者 ALT、AST 只要其中一项超过正常值范围上限 2 倍以上的属于肝功能异常不能入组。

案例分析

PDCA 的处理方法:

质量现状(P) 研究者对该临床试验的入选排除标准理解和处置不一致造成可以入组的受试者未入组,不可以入组的受试者误纳。

分析原因(P) 通过调查发现:①方案中对该项排除标准设计不合理,缺乏可操作性。②启动会中未对该项排除标准进行明确详细的解读。③申办者、机构办公室立项审查人员未发现该方案的设计问题。

制订计划(P) ①机构办公室人员、研究者和申办者共同协商问题的处理方法。②机构办公室人员建议研究者和申办者召开方案解读会议,由研究者和申办方共同对该项排除标准进行讨论、解读,制定详细的标准操作规程。③按新的标准操作规程梳理之前的受试者数据。④探讨申办者、机构办公室立项审查人员未发现该方案的设计问题的原因并提出整改方案。

实施计划(D) ①PI 召开方案解读会,涉及判定入选排除标准的研究者、申办者代表、监查员、机构办公室 QC 人员和立项审查人员参会。②PI、研究者、申办者代表根据该项排除标准的设计目的,明确标准操作规程,即筛选期中受试者 ALT、AST 只要其中一项超过正常值范围上限 2 倍以上的被视为肝功能异常者不能入组。③之前的受试者中如符合该项排除标准且入组的按违背方案入组报伦理委员会,其数据待盲态数据审核会集中讨论后一并处理。④该方案的设计问题源于申办者未召开正式的研究者方案讨论会,机构办公室和研究专业应在临床试验运行管理制度和 SOP 中明确申办者需召开研究者方案会议并要求参会。机构办公室立项审查人员及研究者对方案设计经验不足，今后需加强相关培训。

检查效果（C） 至该项目试验结束，机构办公室QC人员在新筛选的受试者中未再发现该项排除标准处理不一致的现象。

处理和改进（A） ①机构办公室和研究专业应修订相应临床试验运行管理制度和SOP，要求申办者召开研究者方案讨论会并参会。②在机构GCP年度培训计划中增加机构办公室立项审查人员及研究者对方案设计的相关培训。

27 研究者签署知情同意书不规范

案例

机构办公室质量管理部门通过对某一药物临床试验项目进行试验中期QC时发现，该项目约1/2的受试者签署的知情同意书（informed consent form，ICF）存在研究者签署日期笔迹与受试者签署日期笔迹高度相似的问题且均为同一研究者所为。

案例分析

PDCA的处理方法：

质量现状（P） 该临床试验项目有约1/2的ICF存在研究者代签受试者日期的行为且为同一研究者所为。

分析原因（P） 通过调查发现：①该研究者因出专家门诊未参加启动会培训，之后监查员也未对其进行临床试验项目培训。②该研究者作为主要实施项目的研究者之一，之前未参加过临床试验，研究团队未对无临床试验经验的研究者进行有效管理。③监查员、机构办公室QC人员未及时发现该问题。

制订计划（P） ①机构办公室QC人员、研究者和监查员共同协商问题的处理方法。②由机构办公室QC人员对该研究者进行ICF规范签署的针对性培训，同时进行药物临床试验质量管理规范（Good Clinical Practice，GCP）培训。③监查员对该研究者进行试验方案培训。④监查员未对启动会缺席研究者进行培训，且试验实施过半也未发现此问题，说明监查员监查水平和力度存在缺陷，需监查员提供说明和整改方案。⑤分析机构办公室QC人员未及时发现问题原因并提出整改方案。⑥针对研究专业对无临床试验经验的研究者参加临床试验一事提出整改方案。

实施计划（D） ①由该研究者对此问题进行说明，并提供受试者住院病历中描述有知情同意过程的当日病程复印件，进而证明ICF上的签署日期与实际签署ICF日期一致，上述文件提交到伦理委员会报方案偏离。②落实该研究者的ICF规范签署的针对性培训、GCP培训、试验方案培训并保留培训记录。③调查发现监查员负责的中心数较多，来本中心进行监查的次数较少，经协商，要求监查员必须每月至少来本中心监查一次。④机构办公室QC人员根据标准操作规程（standard operating procedure，SOP）规定，对短期项目仅QC一次，经考虑，今后对风险较大的短期项目增加早期QC频率。⑤研究专业规定对无临床试验经验的研究者不作为主要实施者参加临床试验，且参加临床试验前需经过监查员的培训。

检查效果（C） 至该项目试验结束，机构办公室QC人员在新筛选3例和10例受试者时针对ICF签署进行2次QC，再未发现研究者代签ICF日期现象。

处理和改进（A） ①研究专业应制定相应的SOP，对无临床试验经验的研究者参加临床试验进行有效管理。②机构办公室修改QC的SOP，应基于风险进行QC，对临床经验缺乏或质量问题较多的研究团队承接的项目，需酌情增加QC频率。

28 研究者未按方案要求实施临床试验

案例

机构办公室质量管理部门按预先设置的QC计划对某一药物临床试验项目进行试验早期QC时发现，该项目从启动会开始至计划QC时间这一个多月期间已入组四十余例受试者，研究者、监查员和CRC均未在入组前1~2例受试者时通知机构办公室质量管理部门进行早期QC。在进行QC时，发现该项目问题较多：①部分ICF副本未交付受试者留存。②违背方案入组3例。③1例严重不良事件（serious adverse event，SAE）漏报。④6例受试者合并用药未记录。⑤全部病例报告表（case report form，CRF）均未填写。

案例分析

PDCA的处理方法：

质量现状（P） ①未按机构办公室要求进行早期QC。②该项目存在较多重要问题。

分析原因(P) ①该专业为医院重点专业,下设多个病区分别管理,该项目主要研究者为专业负责人,除其所在病区外,其他病区均有研究者参加,因参研的研究者较多,实施临床试验的经验参差不齐,且没有配备一个主要研究者助理进行统一管理。②合同研究组织(Contract Research Organization, CRO)为该项目仅配备一名监查员,因参研的病区多,受试者入组快,导致监查力度不够。③该项目现场管理组织(site management organization, SMO)配备的临床研究协调员(clinical research coordinator, CRC)试验启动后辞职,后续的CRC没有及时到位。④试验项目启动会时机构办公室QC人员未强调QC频率,故出现入组早期无人通知机构质量管理部门进行QC的情况。

制订计划(P) ①机构办公室要求主要研究者召开临床试验质量会议,试验各方均需参与。②由机构办公室QC人员讲解发现的问题,共同协商处理方式。③机构办公室QC人员对研究者进行ICF规范签署的针对性培训,同时进行GCP培训;监查员对研究者进行试验方案培训。④主要研究者解决项目统一管理问题。⑤CRO公司解决监查力度问题。⑥SMO公司解决CRC问题。⑦建立机构办公室QC人员与监查员、CRC的沟通渠道。

实施计划(D) ①由主要研究者召开临床试验质量会议,各病区参研的研究者、机构办公室、申办者、CRO、SMO公司参与。②机构办公室QC人员讲解发现的问题,共同协商处理方式如下:Ⅰ.由CRC提醒研究者在未获得ICF副本的受试者回医院随访时将ICF副本交予受试者;对于筛选失败不再回医院的受试者,CRC协助研究者用快递的方式将ICF副本发送给受试者,并留下快递单等相关证据。Ⅱ.3例违背方案入组受试者的方案偏离上报伦理委员会并进行相应的评估和处理。Ⅲ.漏报的1例SAE上报伦理委员会、申办者、国家和地方药物监督管理部门、卫生健康委员会,并进一步评估与处理。Ⅳ.由研究者补填合并用药。Ⅴ.新到的CRC填写CRF。③机构办公室QC人员对研究者进行针对性培训,监查员进行方案培训。④由主要研究者设置一名主要研究者助理负责该临床试验项目的管理工作,该名研究者需有一定的临床试验经验和从事该试验项目的充足时间。⑤申办者与CRO公司协商再委派一名监查员协助对该临床试验项目进行监查。⑥申办者与SMO公司协商要求配备一名有经验的CRC,并有备用CRC以备不时之需,机构办公室QC人员及监查员对其进行培训。

检查效果(C) 按上述举措整改后,需由机构办公室QC人员核实。之后机构办公室QC人员对该项目进行多次针对性QC,至该项目试验结束,再未发生ICF副本未交予受试者留存、违背方案入组、SAE漏报、CRF记录不及时的现象。

处理和改进（A） 为加快临床试验进度，多科室、多病区、多位研究者参与同一临床试验的方式，如无有效的临床试验管理手段会导致临床试验出现诸多的质量问题。该项目体现出来的研究者 GCP 意识薄弱、对临床试验的重视程度不高、机构办公室对临床试验实施环节的培训力度不够，是今后亟待解决的遗留问题。

缩略语

缩写	全称	中文
ADR	adverse drug reaction	药品不良反应
AE	adverse event	不良事件
ANDA	abbreviation new drug application	仿制药或仿制新药申请
BMI	body mass index	体质量指数
BP	bulk pharmaceutical	原料药
CI	co-investigator	合作研究者
COI	coordinating investigator	协调研究者
CRA	clinical research associate	临床研究助理（监查员）
CRC	clinical research coordinator	临床研究协调员
CRF	case report form	病例报告表
CRO	contract research organization	研究合同组织
CTA	clinical trial application	临床试验申请
CTCAE	common terminology criteria for adverse events	常见不良反应事件评价标准
DMC	Data Monitoring Committee	数据监查委员会
DoH	*Declaration of Helsinki*	《赫尔辛基宣言》
DSMB	Data Safety and Monitoring Board	数据安全及监查委员会
ECRF	electronic case report form	电子病例报告表
EDC	electronic data capture	电子数据采集系统
EDP	electronic data processing	电子数据处理系统
EC	Ethical Committee	伦理委员会
EMEA	The European Medicines Evaluation Agency	欧洲医药评审委员会
FDA	Food and Drug Administration	美国食品药品监督管理局

缩写	全称	中文
GCP	Good Clinical Practice	药物临床试验质量管理规范
FAS	full analysis set	全分析集
GLP	Good Laboratory Practice	非临床试验质量管理规范
GMP	Good Manufacturing Practice	药品生产质量管理规范
HIS	hospital information system	医院信息系统
IB	investigator brochure	研究者手册
IC	inform consent	知情同意
ICF	inform consent form	知情同意书
ICH	International Conference on Harmonization	国际协调会
IDM	independent data monitoring	独立数据监查
IDMC	Independent Data Monitoring Committee	独立数据监查委员会
IEC	Independent Ethics Committee	独立伦理委员会
IND	investigational new drug	新药临床试验申请
IIT	investigator-initiated clinical trial	研究者申请发起的临床研究
ITT	intent to treat analysis	意向性分析
IN	investigator notification	研究者通报
IRB	Institutional Review Board	机构审查委员会
IVRS	interactive voice response system	互动语音应答系统
IWRS	interactive web response system	交互式网络应答系统（中央随机系统）
LIMS	laboratory information management system	实验室信息管理系统
LNV	lab normal value	实验室正常值
NMPA	National Medical Products Administration	国家药品监督管理局
OS	overall survival	总生存
ORR	objective response rate	客观缓解率
PFS	progression-free survival	无进展生存期
PI	principal investigator	主要研究者
PK/PD	pharmacokinetics/pharmacodynamic	药物动力学/药效学
PV/PD	protocol deviations/protocol violations	方案偏离/方案违背

缩写	全称	中文
PM	project manager	项目经理
PPS	per protocol set	符合方案分析集
QA	quality assurance	质量保证
QC	quality control	质量控制
RCT	randomized controlled trial	随机对照试验
RWS	real world study	真实世界研究
SAE	serious adverse event	严重不良事件
SAP	statistical analysis plan	统计分析计划
SD	source data/document	原始数据 / 文件
SDV	source data verification	原始数据核准
SMO	site management organization	临床试验现场管理组织
SOP	standard operation procedure	标准操作规程
SS	safety set	安全数据集
Sub-I	sub-investigator	助理研究者
SUSAR	suspected unexpected serious adverse reaction	可疑非预期严重不良反应
TMF	trial master file	临床试验主文件
TTP	time to progress	疾病进展时间

附录 部分现行规范与指导原则

1. 《药物临床试验质量管理规范》——国家药监局 国家卫生健康委关于发布药物临床试验质量管理规范的公告（2020年第57号）

   链接：http://www.gov.cn/zhengce/zhengceku/2020-04/28/content_5507145.htm

2. 《药物临床试验必备文件保存指导原则》——国家药监局关于发布药物临床试验必备文件保存指导原则的通告2020年第37号

   链接：https://www.nmpa.gov.cn/yaopin/ypggtg/ypqtgg/20200608094301326.html

3. 《药物临床试验机构管理规定》——国家药监局 国家卫生健康委关于发布药物临床试验机构管理规定的公告（2019年第101号）

   链接：http://www.gov.cn/gongbao/content/2020/content_5496785.htm

4. 《医疗器械临床试验质量管理规范》——国家食品药品监督管理总局中华人民共和国国家卫生和计划生育委员会令第25号

   链接：http://www.gov.cn/gongbao/content/2016/content_5088781.htm

5. 《赫尔辛基宣言》（2013）——涉及人体受试者的医学研究伦理原则

   链接：http://www.nfyy.com/aboutus/zzjg/kyjg/yxllwyh/zcgz/a_105635.html

6. 《涉及人的生物医学研究伦理审查办法》——中华人民共和国国家卫生和计划生育委员会令第11号

   链接：http://www.gov.cn/gongbao/content/2017/content_5227817.htm

7. 《药物临床试验伦理审查工作指导原则》——国家食品药品监督管理局关于印发药物临床试验伦理审查工作指导原则的通知国食药监注[2010]436号）

   链接：http://www.gov.cn/gzdt/2010-11/08/content_1740976.htm

8. 《涉及人的临床研究伦理审查委员会建设指南（2020版）》——国家卫生健康委医学伦理专家委员办公室、中国医院协会关于公布《涉及人的临床研究伦理审查委员会建设指南（2020版）》的通知

链接：http://www.cha.org.cn/plus/viewea2e.html? aid=16175

9. ICH E6(R1): Guideline for Good Clinical Practice/E6(R2): Integrated Addendum to Good Clinical Practice(GCP)

链接：https://www.fda.gov/regulatory-information/search-fda-guidance-documents/e6r2-good-clinical-practice-integrated-addendum-ich-e6r1